Rehabilitation und Prävention 7

D.C. Burke   D.D. Murray

Die Behandlung Rückenmarkverletzter

Ein kurzer Leitfaden

Übersetzt von F.-W. Meinecke

Mit 8 Abbildungen

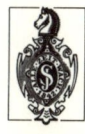 Springer-Verlag
Berlin Heidelberg New York 1979

 Stiftung Rehabilitation
Heidelberg 1979

Autoren:
David C. Burke, M. B., B. S., D. P. R. M.
Ärztlicher Direktor der Abteilung
für Rückenmarkverletzte, Austin-Hospital
Heidelberg, Victoria Australia

D. Duncan Murray, M. D., F. R. C. P. (C.)
Geschäftsführender stellvertretender
ärztlicher Direktor des Zentrums für
Rückenmarkverletzte, Dozent für
Rehabiliationsmedizin,
Dalhousie University, Canada

Übersetzer:
Dr. med. F.-W. Meinecke
Direktor des BG Forschungsinstitutes
für Traumatologie
Friedberger Landstraße 430
D-6000 Frankfurt/Main 60

Titel der englischen Originalausgabe:
Handbook of Spinal Cord Medicine
Published by The Macmillan Press Limited
London and Basingstoke
© D. C. Burke and D. D. Murray 1975

ISBN 3-540-09047-9 Springer-Verlag Berlin Heidelberg New York
ISBN 0-387-09047-9 Springer-Verlag New York Heidelberg Berlin

CIP-Kurztitelaufnahme der Deutschen Bibliothek. *Burke, David C.:* Die Behandlung Rückenmarkverletzter : e. kurzer Leitf. / D. C. Burke ; D. D. Murray. Übers. von F. W. Meinecke. - Berlin, Heidelberg, New York : Springer; Heidelberg : Stiftung Rehabilitation, 1979. (Rehabilitation und Prävention ; 7) Einheitssacht.: Handbook of spinal cord medicine ‹dt.›
NE: Murray, D. D.:

Das Werk ist urheberrechtlich geschützt. Die dadurch begründeten Rechte, insbesondere die der Übersetzung, des Nachdruckes, der Entnahme von Abbildungen, der Funksendung, der Wiedergabe auf photomechanischem oder ähnlichem Wege und der Speicherung in Datenverarbeitungsanlagen bleiben, auch bei nur auszugsweiser Verwertung, vorbehalten.

Bei Vervielfältigungen für gewerbliche Zwecke ist gemäß § 54 UrhG eine Vergütung an den Verlag zu zahlen, deren Höhe mit dem Verlag zu vereinbaren ist.

© by Springer-Verlag Berlin · Heidelberg 1979
Printed in Germany.

Die Wiedergabe von Gebrauchsnamen, Handelsnamen, Warenbezeichnungen usw. in diesem Werk berechtigt auch ohne besondere Kennzeichnung nicht zu der Annahme, daß solche Namen im Sinne der Warenzeichen- und Markenschutz-Gesetzgebung als frei zu betrachten wären und daher von jedermann benutzt werden dürften.

Herstellung: Triltsch, Würzburg
2121/3140-543210

Vorwort des Übersetzers

BURKE und MURRAY haben in dem nachstehenden Vorwort mit Recht auf den Sinn und den Wert ihres Leitfadens hingewiesen. Der Übersetzer kann dem nur voll und ganz zustimmen. Deshalb sah er sich auch veranlaßt, eine Übertragung ins Deutsche vorzunehmen. Im deutschen Sprachraum ist auf diesem Gebiet noch eine Lücke zu füllen, wiewohl es an Einzelmitteilungen in deutscher Sprache nicht mangelt. So schien es sinnvoll, die Literaturangaben um deutschsprachige Arbeiten zu ergänzen, die ihrerseits überwiegend viele deutsche Literaturangaben enthalten. Zahlreiche deutschsprachige Autoren haben in Fremdsprachen publiziert. Diese Arbeiten sollten hier nicht berücksichtigt werden. Die tägliche Erfahrung lehrt, wieviel auf dem speziellen Gebiet der Behandlung Querschnittgelähmter bei der Vermittlung von Kenntnissen noch nachzuholen ist. Allmählich finden ausreichend informative Darstellungen Eingang in Lehr- und Handbücher. Seit der Veröffentlichung der englischen Ausgabe sind drei Jahre vergangen. In der Zwischenzeit haben die „Lavage" bei der Diagnostik der intraabdominellen Verletzungen und die Thrombose-Emboliprophylaxe mit niedrigen Heparindosen einen festen Platz im therapeutischen Bemühen auch bei Querschnittgelähmten gefunden. Die Autoren weisen sehr deutlich auf die vielfältigen Gefahren der Dauerkatheterbehandlung hin. Die Bedeutung des intermittierenden Katheterisierens beim Frischverletzten als Methode der Wahl sei deshalb noch einmal besonders unterstrichen. Intrathecale Prostigmingaben, künstliche Insemination und Elektrostimulation zur Behandlung sexueller Störungen haben bisher die in sie gesetzten Erwartungen beim Querschnittgelähmten nicht erfüllt. Gipsverbände sollten im Lähmungsbereich nicht zur Anwendung kommen, Druckgeschwüre sind dabei unvermeidlich. Soziale Probleme beginnen für den Querschnittgelähmten am Tage des Eintritts des Schadens und begleiten ihn durch sein ganzes weiteres Leben. Sie müssen deshalb von allen an der Behandlung Beteiligten frühzeitig aufgegriffen und möglichst bald einer befriedigenden Lösung zugeführt werden. Der Arzt muß sie kennen und trägt auch in diesem Bereich die primäre Verantwortung für die rechtzeitige Durchführung geeigneter Maßnahmen.

Der vorliegende Leitfaden zeigt erneut, daß die Probleme und Schwierigkeiten „international" sind und nur im „Team" beseitigt werden können. Jeden Beteiligten erwarten gleichwichtige Aufgaben.

Frankfurt, im Oktober 1978 F.-W. MEINECKE

Vorwort der Autoren

Dieser Leitfaden ist allen Ärzten als Taschenbuch gewidmet, die in Abteilungen für Querschnittgelähmte oder Rehabilitationsabteilungen ihre Tätigkeit neu beginnen. Er ist als Einführung in Form eines kurzen Überblicks über das ganze Gebiet für junge Ärzte gedacht, die keine eigenen Erfahrungen mit dem speziellen Problem bei Lähmungen nach Rückenmarkschäden haben. Ausführlichere Angaben zum weiteren Studium sind in dem angefügten Literaturverzeichnis enthalten.

Der Leitfaden möge auch bei den Studierenden Verbreitung finden, enthält er doch prägnante Informationen über ein Spezialgebiet, das in den üblichen Lehrbüchern nicht zu finden ist. Schwestern und Pflegern, Krankengymnasten, Beschäftigungstherapeuten und anderen nichtärztlichen medizinischen Mitarbeitern, die mit der Behandlung Querschnittgelähmter beginnen, soll er eine nützliche Orientierungshilfe sein. Gleichermaßen soll er auch in Schulen für Krankenpflege, Krankengymnastik usw. eine Hilfe sein. Ärzte, die Rückenmarkverletzte behandeln, werden sehr bald den Wert dieses Taschenbuches schätzen lernen, wenn neue Mitarbeiter aller Richtungen ihre Tätigkeit in ihren Zentren aufnehmen, ebenso wie es den Autoren in ihren Abteilungen in Melbourne bzw. Halifax erging.

D. C. BURKE
D. D. MURRAY

Inhaltsverzeichnis

1. **Funktionelle Anatomie der Wirbelsäule** *1*
1.1. Allgemeine Beschreibung *1*
1.2. Halswirbel *1*
1.3. Brust- und Lendenwirbel *2*
1.4. Arterielle Blutversorgung des Rückenmarkes *2*

2. **Funktionelle Anatomie des Rückenmarkes** *3*
2.1. Allgemeine Beschreibung *3*
2.2. Aufsteigende Bahnen *3*
2.3. Absteigende Bahnen *4*
2.4. Rückenmarksegmente *4*

3. **Verletzungen der Wirbelsäule** *8*
3.1. Einteilung der Verletzungen *8*
3.1.1. Halswirbelsäule *8*
3.1.1.1. Flexions-Rotations-Luxation oder Luxationsfraktur *8*
3.1.1.2. Stauchungsbruch *9*
3.1.1.3. Verletzungen durch extreme Rückbeugung *9*
3.1.2. Brust- und Lendenwirbelsäule *9*
3.1.2.1. Flexions-Rotations-Luxation oder Luxationsfraktur *9*
3.1.2.2. Stauchungsbruch *10*
3.1.2.3. Verletzungen durch extreme Rückbeugung *10*
3.1.3. Offene Verletzungen *10*
3.2. Behandlung der Verletzungen der Wirbelsäule *10*
3.2.1. Konservative Behandlung *10*
3.2.1.1. Halswirbelsäule *10*
3.2.1.2. Übergang Brust–Lendenwirbelsäule *11*
3.2.2. Operative Behandlung *11*

4. **Verletzungen des Rückenmarkes** *13*
4.1. Vollständige Lähmungen *13*
4.1.1. Motorische Lähmungen *13*
4.1.1.1. Lähmungen Typ: oberes motorisches Neuron *13*
4.1.1.2. Lähmungen Typ: unteres motorisches Neuron *13*
4.1.1.3. Mischtypen *13*
4.1.1.4. Ungewöhnliche schlaffe Lähmungen *14*
4.1.1.5. Sensible Lähmungen *14*

4.1.1.6.	Lähmungen des autonomen Nervensystems	*14*
4.2.	Teilweise Lähmungen	*15*
4.2.1.	Akutes vorderes Halsmarksyndrom	*15*
4.2.2.	Akutes zentrales Halsmarksyndrom	*15*
4.2.3.	Brown-Séquardsches Syndrom	*15*
4.2.4.	Sacrale Aussparung	*16*
4.2.5.	Cauda-equina-Verletzungen	*16*
4.2.6.	Erhaltung von Nervenwurzeln	*16*
4.2.7.	Rückenmarkprellung	*16*

5. Ätiologie nichttraumatischer Querschnittlähmungen *17*

5.1.	Angeborene Schäden	*17*
5.2.	Erworbene Schäden	*17*

6. Behandlung des Patienten mit akuter Querschnittlähmung *18*

6.1.	Erste Hilfe	*18*
6.2.	Spinaler Schock	*18*
6.3.	Komplikationen des Magen-Darm-Traktes	*20*
6.3.1.	Paralytischer Ileus	*20*
6.3.2.	Akute Magenüberdehnung	*20*
6.3.3.	Akutes peptisches Magengeschwür	*21*
6.3.4.	Darmverschluß	*21*
6.3.5.	Akuter Bauch	*21*
6.4.	Behandlung der Atmung bei frischen Halsmarklähmungen	*22*
6.4.1.	Minderbelüftung	*22*
6.4.2.	Tracheotomie	*23*
6.5.	Behandlung der Stoffwechselstörungen	*23*
6.6.	Komplikationen des Venensystems	*24*
6.6.1.	Tiefe Venenthrombose	*24*
6.6.2.	Lungenembolie	*25*
6.6.3.	Lagerungsbedingte Ödeme	*25*

7. Die neurogene Blase *27*

7.1.	Die gesunde Blase	*27*
7.1.1.	Anatomie	*27*
7.1.2.	Neuroanatomie	*27*
7.1.3.	Physiologie	*27*
7.2.	Die gelähmte Blase	*28*
7.3.	Blasentraining	*28*
7.3.1.	Untersuchung	*28*
7.3.2.	Die Blasenbehandlung in der Akut- und Frühphase	*29*
7.3.3.	Blasenlähmung vom Typ oberes motorisches Neuron	*30*
7.3.4.	Blasenlähmung vom Typ unteres motorisches Neuron	*30*

7.3.5.	Andere neurogene Blasenlähmungen	*31*
7.3.6.	Restharn	*31*
7.3.7.	Urinsammelbehälter (Urinale)	*31*
7.3.8.	Blasenauslaßstörungen	*32*
7.3.9.	Die ausgeglichene Blasenfunktion	*32*
7.4.	Gefahren der Katheteranwendung	*33*
7.4.1.	Katheter	*33*
7.4.2.	Harninfektion	*33*
7.4.3.	Blasensteine	*34*
7.4.4.	Weitere Gefahren	*35*
7.4.5.	Autonome Hyperreflexie	*35*
7.4.6.	Vesicoureteraler Reflux	*36*
7.4.7.	Harnentleerung neben dem Dauerkatheter	*37*
8.	**Der gelähmte Darm**	*38*
8.1.	Die gesunde Darmfunktion	*38*
8.2.	Der gelähmte Darm	*38*
8.3.	Darmtraining	*39*
9.	**Druckgeschwüre**	*41*
9.1.	Pathophysiologie	*41*
9.2.	Behandlung	*42*
9.2.1.	Prophylaxe	*42*
9.2.2.	Konservative Behandlung	*42*
9.2.3.	Operative Behandlung	*43*
10.	**Die Sexualfunktion bei Querschnittgelähmten**	*45*
10.1.	Normale Physiologie	*45*
10.2.	Sexualfunktion beim Mann	*45*
10.3.	Zeugungsfähigkeit	*46*
10.4.	Sexualfunktion bei der Frau	*47*
10.5.	Schwangerschaft	*47*
11.	**Spastik**	*48*
11.1.	Physiologie der Streckreflexe	*48*
11.2.	Der zuführende Schenkel des Reflexbogens	*48*
11.3.	Der abführende Schenkel des Reflexbogens	*49*
11.4.	Spastik	*49*
11.5.	Behandlung	*50*
11.5.1.	Prophylaxe	*50*
11.5.2.	Konservative Behandlung	*50*
11.5.3.	Operative Behandlung	*51*
12.	**Aufsteigende Lähmungen**	*52*
13.	**Chronische Schmerzen**	*53*
13.1.	Ätiologie	*53*
13.2.	Behandlung	*53*
14.	**Paraarticuläre Knochenneubildungen**	*55*

15. Osteoporose und pathologische Frakturen *56*

16. Ziele der Rehabilitation *57*
16.1. Paraplegie *57*
16.2. Tetraplegie *58*

17. Psychologie des Querschnittgelähmten *59*
17.1. Allgemeines *59*
17.2. Frühreaktionen *59*
17.3. Langzeitreaktionen *60*

18. Sterblichkeit *61*
18.1. Frühsterblichkeit *61*
18.2. Spättodesfälle *61*

19. Soziale Gesichtspunkte der Rehabilitation *63*
19.1. Rechtsfragen *63*
19.2. Familie *63*
19.3. Finanzielle Fragen *63*
19.4. Arbeit *63*
19.5. Wohnung *63*
19.6. Heimunterbringung *64*

20. Literatur *65*

1. Funktionelle Anatomie der Wirbelsäule

1.1. Allgemeine Beschreibung

Normalerweise besteht die Wirbelsäule aus folgenden Teilen: 7 Halswirbel, 12 Brustwirbel, 5 Lendenwirbel, 5 Kreuzbeinwirbel, 4 Steißbeinwirbel.

Die Beweglichkeit der Wirbelsäule wird durch die Wirbelkörper, die durch die Zwischenwirbelscheiben voneinander getrennt werden, und die Wirbelbogengelenke ermöglicht. Die Wirbelkörper übernehmen die gelenkige Tragefunktion, die Wirbelbogengelenke gewährleisten gleitende Bewegungen.

Innerhalb der Wirbelsäule liegt das Rückenmark, nach vorne geschützt durch die Rückwand der Wirbelkörper, nach rückwärts durch die Wirbelbogen und nach den Seiten von den Bogenwurzeln. Im Bereich der Bogenwurzel finden sich die Gelenkfortsätze. An jeder Bogenwurzel ist kopfwärts und fußwärts eine Aussparung erkennbar, durch deren Zusammenschluß zwischen benachbarten Wirbeln die Zwischenwirbellöcher (Intervertebrallöcher) gebildet werden, durch die die Nervenwurzeln den Rückenmarkkanal verlassen. Zu den wichtigsten Bandverbindungen gehören das vordere und das hintere Längsband. Beide gehen eine innige Verbindung mit den Wirbelkörpern bzw. den Zwischenwirbelscheiben ein. Ein kräftiges hinteres Band verbindet die hinteren Anteile der Dornfortsätze. Das dicke, kurze gelbe Band schützt die Räume zwischen den Wirbelbögen. Die hinteren Gelenkflächen sind von Gelenkkapseln umschlossen. Alle diese Strukturen haben an der Wirbelsäulenstabilität wesentlichen Anteil. Das Rückenmark wird durch kleine Bänder (Ligamenta dentata) in seiner zentralen Lage im Wirbelkanal gehalten. Es hat jedoch eine Bewegungsmöglichkeit bis 9 mm in Richtung nach vorwärts und rückwärts.

1.2. Halswirbel

Die konvex gestalteten Gelenkflächen des Hinterhauptes artikulieren mit denen des 1. Halswirbels oder Atlas. In diesem Gelenkabschnitt erfolgen Vor- und Rückbeugung des Kopfes. Zwischen Atlas und dem 2. Halswirbel (oder Axis, C 2) findet sich ein besonderes Gelenk. An der Rückseite des vorderen Bogenanteiles von C 1 steht eine Gelenkfläche, die mit dem senkrecht angeordneten Zahnfortsatz (Dens) von C 2 artikuliert. Ein kräftiges querverlaufendes Band (Ligamentum transversum) verbindet, hinter dem Zahnfortsatz von C 2 einherziehend, die beiden seitlichen Anteile (Massae laterales) von C 1. Weitere bedeutsame Bänder verbinden den Zahnfortsatz von C 2 mit der Innenseite der Gelenkflächen des Hinterhauptes und der vorderen Begrenzung des großen Hinterhauptloches (Foramen magnum). Hierdurch wird die Drehbewegung des Kopfes und ein Teil der Vor- und Rückwärtsbeugung ermöglicht. Zwischen dem vorderen Anteil des Bogens von C 1 und dem Zahnfortsatz von C 2 besteht normalerweise bei Vor- und Rückwärtsbeugung ein Abstand von 1 mm. Vergrößert sich dieser auf mehr als 3 mm, besteht der Verdacht einer Schädigung des Ligamentum transversum.

Die übrigen Halswirbel sind einander ähnlich gebaut. Die Gelenkfortsätze befinden sich im Bereich der Bogenwurzeln und der Wirbelbögen. Die unteren Gelenkfortsätze verlaufen nach vorwärts-abwärts und bewegen sich auf den oberen Gelenkfortsätzen des nächst tiefer gelegenen Wirbels. Kleine Gelenke liegen an den Seitenkanten der Wirbelkörper, wirbelkanalnah. Die Vertebralarterien (Aa. vertebrales) verlaufen durch Öffnungen in den Querfortsätzen von C 2 – 6.

Der Durchmesser des Wirbelkanales im Bereich der Halswirbelsäule beträgt im Durchschnitt 18 mm. Die größte Beweglichkeit an der Halswirbelsäule besteht zwischen C 5 und C 6.

Degenerative arthrotische Veränderungen in diesem Bereich können zu einer Beeinträchtigung des engen Wirbelkanales führen. Unfälle können hier besonders leicht neurologische Schäden hervorrufen, da das Halsmark in dieser Höhe seinen größten Durchmesser aufweist.

1.3. Brust- und Lendenwirbel

An der Brustwirbelsäule gleichen sich die einzelnen Wirbel. Ihre Bauweise erlaubt lediglich ein geringes Bewegungsausmaß bei der Vor- und Rückbeugung sowie bei der Drehung. Der Grund liegt in der Verlaufsrichtung der Gelenkflächen, bei den oberen Gelenkfortsätzen nach hinten-seitlich, bei den vorderen nach vorwärts-einwärts. Da die Querfortsätze mit den Rippen artikulieren, ergibt sich eine weitere Bewegungseinschränkung. Auch an der Lendenwirbelsäule sind die Wirbel untereinander gleich, jedoch ist das Bewegungsausmaß bei der Vorbeugung größer, ebenso bei der Rückbeuge, wenn auch nicht in gleichem Umfang. Die Stellung der Gelenkflächen geht von L 1 zu L 5 von einer einwärts-seitlich zu einer vorwärts-rückwärts gerichteten Ebene über.

Beim Erwachsenen endet das Rückenmark in Höhe des 1. oder 2. Lendenwirbelkörpers. Im Wirbelkanal der unteren Lendenwirbelsäule befinden sich die Fasern der Cauda equina (Pferdeschwanz). Die Weite des Kanales und die Ausweichmöglichkeiten der Caudafasern bedeuten für diese ein Sicherheitsmoment, das mit den Verhältnissen im Bereich der Hals- und Brustwirbelsäule nicht vergleichbar ist.

1.4. Arterielle Blutversorgung des Rückenmarkes

In Höhe des Hirnstammes geht von jeder Vertebralarterie ein Ast ab; aus dem Zusammenfluß wird die unpaare vordere Vertebralarterie gebildet. Sie verläuft vor der vorderen Rückenmarkfissur (Fissura mediana) entlang dem Rückenmark, die sich während ihres Verlaufes in der Höhe des Brustmarkes verjüngt.

Außerdem gibt jede Vertebralarterie einen gleichseitigen Ast zur hinteren Spinalarterie ab. Während ihres Verlaufes nach fußwärts bilden sie längsgerichtete Geflechte.

Der obere Anteil der vorderen Spinalarterie wird in Höhe des Segmentes C 3 durch Wurzelarterien verstärkt, die durch die Zwischenwirbellöcher eintreten. Die konstanteste Wurzelarterie findet man in Höhe der Segmente C 6/7.

Wenige Wurzelarterien versorgen das obere Brustmark. Eine große Wurzelarterie, die große Spinalarterie, tritt zwischen den Segmenten T 9–L 3 hinzu. Sie stellt ein Viertel bis die Hälfte der Blutversorgung des Rückenmarkes unterhalb dieses Segmentes. Von der vorderen Spinalarterie gehen in Abständen von etwa 2 mm Zentraläste ab, die ihrerseits wieder Äste zur peripheren und zentralen Versorgung des Rückenmarkes abgeben.

Man nimmt an, daß die vordere Spinalarterie das gesamte Rückenmark, mit Ausnahme der Hinterstränge und Hinterhörner, versorgt. Diese erhalten ihre Zuflüsse aus der hinteren Spinalarterie. Einige sind der Auffassung, die vordere Spinalarterie sei die Hauptquelle für die hinteren Arterien unterhalb des Brustmarkes.

Der Collateralkreislauf des Rückenmarkes ist nicht sehr ausgeprägt und kommt aus den extraspinalen Wurzelgefäßen. Deshalb können auch geringe Unterbrechungen zu ernsten Rückenmarkschäden führen.

2. Funktionelle Anatomie des Rückenmarkes

2.1. Allgemeine Beschreibung

Im unteren Halsmark findet sich eine Anschwellung, aus der das Armnervengeflecht (Plexus brachialis) entspringt. Im Lendenmark findet sich eine zweite Anschwellung, aus der das Lenden-Kreuzbeingeflecht (Plexus lumbosacralis) entspringt.
Auf Querschnitten durch das Rückenmark erkennt man innen die graue und außen die weiße Substanz. Die Schmetterlingsfigur der grauen Substanz besteht aus den Zellkörpern der Neuronen mit den zugehörigen Ausläufern (Dendriten). Die graue Farbe entsteht durch den Mangel an markhaltigen Nervenfasern.
Die Fasern der Hinterwurzeln treten über das Hinterhorn an die Nervenzellen heran und steigen dort über den Tractus spinothalamicus und den Tractus spinocerebellaris (aufsteigende Bahnen) nach kopfwärts auf. Die Endfasern der von den Eingeweiden kommenden aufsteigenden Fasern verlaufen ebenfalls in diesem Anteil des Rückenmarkes.
Nur im Brust-, Lenden- und Kreuzbeinanteil der grauen Substanz des Rückenmarkes findet sich ein besonderes Kerngebiet zwischen Hinter- und Vorderhorn (Nucleus intermediolateralis und intermediomedialis). Im Brust- und Lendenmark entspringen von hier die präganglionären Sympathicusfasern. Im Sacralmark finden sich hier parasympathische Fasern, die über die Vorderwurzeln austreten, um als postganglionäre Fasern in dem Plexus in der Nähe der zugehörigen Erfolgsorgane zu enden.
Das Vorderhorn hat typische große multipolare Zellen, deren efferente Fasern das Rückenmark über die Vorderwurzeln verlassen.

Die weiße Substanz besteht aus glänzenden, markhaltigen Fasern, die in Längsrichtung verlaufen. Vorwiegend ist die Verlaufsrichtung senkrecht auf- und absteigend. Einige Fasern verlaufen tangential oder horizontal, kreuzen dabei die graue Substanz und ziehen zur gegenüberliegenden Seite. Aufsteigende Bahnen sind sensibel, absteigende motorisch.

2.2. Aufsteigende Bahnen

Der *Tractus spinothalamicus lateralis* leitet Schmerz und Temperatur. Die Fasern treten über die Hinterwurzeln ein und ziehen über einige Segmente im Lissauerschen Strang nach kopfwärts. Sie enden dann an einem zweiten Neuron in der grauen Substanz im Hinterhorn. Von dort ziehen sie über die vordere Kreuzung (Commissura anterior) zur Gegenseite, formieren im Seitenstrang den Tractus spinothalamicus lateralis, der im Thalamus endet. Die sensiblen Impulse werden von dort nach Umschaltung in einem dritten Neuron zu den sensiblen Abschnitten der Hirnrinde weitergeleitet.
Die Fasern der oberen Körperhälfte (Kopf, Hals, obere Gliedmaßen) liegen vorn (ventral) und medial, während die Fasern des Brust-, Lenden- und Kreuzbeinabschnittes zunehmend mehr hinten (dorsal) und seitlich (lateral) innerhalb dieser Bahn angeordnet sind.
Der *Tractus spinothalamicus ventralis* leitet die nach grober Berührung und Druck entstehenden Empfindungen. Die Zellen liegen im hinteren Spinalganglion. Die Fasern treten über die Hinterwurzeln ein und teilen

sich dann in lange aufsteigende und kurze absteigende Anteile.

In den *Hintersträngen* verlaufen die Bahnen für Tast-, Vibrations- und Lageempfindung, außerdem leiten sie auch noch die Druckempfindung. Die Fasern treten über die gleichseitige Hinterwurzel in die Hinterstränge ein, steigen hier gleichseitig auf und werden in den Hinterstrangkernen (Nucleus gracilis, Nucleus caudatus) umgeschaltet. Die Fasern des zweiten Neurons kreuzen sofort auf die Gegenseite und erreichen über die unterste Schleife (Lemniscus medialis) den Thalamus. Das dritte Neuron führt zur hinteren Zentralwindung der Hirnrinde.

Die Fasern aus den Sacralwurzelganglien liegen am meisten dorsal und medial, die der Hinterwurzeln im Halsbereich vorne und seitlich in den Hintersträngen. Die Kreuzung zur gegenüberliegenden Seite erfolgt entweder im Rückenmark oder höher.

Es gibt noch gewisse *Collateralfasern*. Viele von ihnen verteilen sich in Höhe der Eintrittswurzel im gleichen Segment von den Hinterstrangkernen in der grauen Substanz. Ebenso ziehen Collateralfasern von den Hinterstrangkernen zu den vorderen Anteilen des Kleinhirnes (Cerebellum). Einige Fasern erreichen die Stammhirnkerne, andere die Zusatzkerne des Thalamus.

Diese Collateralfasern ermöglichen den Ablauf lokaler, segmentaler Reflexe im Rückenmark, die Koordination der Muskelbewegungen über Kleinhirnreflexe und Reaktionen des Thalamus, der teilweise der bewußten Aufnahme von Gefühlsempfindungen dient.

Über den *Tractus spinocerebellaris dorsalis* und *ventralis* werden proprioceptive Impulse geleitet. Die Nervenzellen liegen im hinteren Spinalganglion, die Fasern ziehen zum Hinterhorn der grauen Substanz (Clarkesche Säule). Hier teilen sie sich und verlaufen entweder nach kopf- oder nach fußwärts. Nach Umschaltung ziehen die Fasern des zweiten Neurons gleichseitig zum Tractus spinocerebellaris und treten in das verlängerte Mark und das Kleinhirn ungekreuzt ein.

2.3. Absteigende Bahnen

In dem *Tractus corticospinalis* kreuzen die meisten der motorischen Fasern am Übergang des verlängerten Markes zum Rückenmark (Abb. 1). Die Anteile für die oberen Gliedmaßen verlaufen in der Tiefe, die für die unteren Gliedmaßen an der Oberfläche. Die Fasern für die Motorik der Gliedmaßen liegen im Tractus corticospinalis lateralis, die entsprechenden Fasern für den Hals und Rumpf im Tractus corticospinalis ventralis. Die Fasern der genannten Stränge ziehen in die graue Substanz der Vorderhörner und werden an den motorischen Vorderhornzellen umgeschaltet. Über die Hälfte der Fasern endet im Halsmark, der Rest im Brust- und Lendenmark.

Der *Tractus vestibulospinalis* erstreckt sich von der Gleichgewichtsregion des Hirnes in zwei großen motorischen Bahnen zum Rückenmark. Der mediale Anteil reicht nur bis zum Halsmark und dient hier der Gleichgewichtsfunktion der Muskeln des Nackens und der oberen Gliedmaßen. Der ventrolaterale Anteil zieht sich über die ganze Länge des Rückenmarkes und hilft gleichfalls der Erhaltung des Gleichgewichtes.

Das System des *Tractus reticulospinalis* hat einmal Fasern für die Autonomie des Sympathicus und andererseits wichtige efferente Fasern für die Atmungsimpulse. Es gibt noch weitere Rückenmarkbahnen, deren Funktion und Anatomie jedoch weniger gut bekannt sind.

2.4. Rückenmarksegmente

Insgesamt gibt es 30 Rückenmarksegmente, die sich in 8 Hals-, 12 Brust-, 5 Lenden- und 5 Kreuzbeinsegmente unterteilen. Bei Erwachsenen reicht das Rückenmark bis in die Höhe des 1. Lendenwirbels. Hierdurch kommt es zu einer von kopfwärts nach fußwärts zunehmenden Diskrepanz zwischen der anatomischen Höhe der Rückenmarksegmente und den Wirbelkörpern.

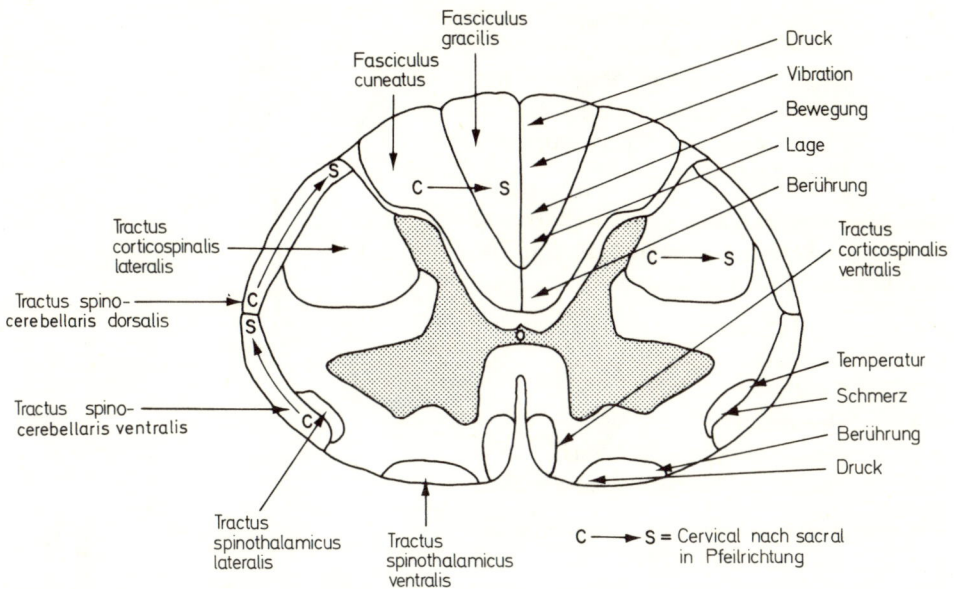

Abb. 1. Hauptleitungsbahnen des Rückenmarkes

Diese Differenz zwischen der Höhe der Rückenmarksegmente und den entsprechenden Wirbelkörpern ist an der Halswirbelsäule äußerst gering. Die Nervenwurzeln gehen vom Rückenmark in fast seitlicher Richtung durch die Zwischenwirbellöcher ab. Die Wurzeln C 1 – C 7 einschließlich haben ihren Abgang etwa oberhalb des zugehörigen Wirbelkörpers, C 8 und die übrigen Spinalwurzeln liegen etwas unter dem entsprechenden Wirbelkörper. Die Nervenwurzeln verlassen allerdings das Zwischenwirbelloch in der Höhe, die dem ihnen entsprechenden Wirbel numerisch entspricht. Dadurch nehmen die Entfernungen, die die Nervenwurzeln innerhalb des Wirbelkanales zurücklegen müssen, bevor sie ihn verlassen, von der Brustwirbelsäule an bis zum Kreuzbein ständig zu.

Die 12 Brustmarksegmente liegen in Höhe des 1.–9. Brustwirbels, die 5 Lendenmarksegmente in Höhe des 10. und 11. Brustwirbels und die 5 Kreuzbeinsegmente in Höhe des 12. Brust- und 1. Lendenwirbels. Die Cauda equina (Pferdeschweif) verläuft innerhalb des Wirbelkanales der Lendenwirbelsäule. Die Anordnung der Nervenwurzeln ist so, daß die aus höheren Segmenten abgehenden seitlich von den tiefer abgehenden Wurzeln liegen.

Die meisten Muskeln werden überwiegend von einem Rückenmarksegment versorgt, auch wenn sich 2 oder 3 Segmente an der Innervation beteiligen. Dennoch gibt es mehrsegmentale Muskeln wie die Mm. pectoralis major, latissimus dorsi, serratus anterior und glutaeus maximus.

Die folgende Tabelle zeigt die Muskeln und ihre hauptsächliche segmentale Versorgung vom Rückenmark her, um die Zuordnung bei der klinischen Untersuchung zu erleichtern:

C 1 – 3	Halsmuskulatur
C 4	Zwerchfell, Trapezius
C 5	Deltoideus, Biceps humeri
C 6	Extensor carpi radialis
C 7	Triceps, Extensor digitorum
C 8	Flexor digitorum
T 1	Kleine Handmuskeln
T 2 – 12	Intercostalmuskulatur
T 7 – L 1	Bauchmuskulatur
L 2	Ileopsoas, Adductoren
L 3	Quadriceps
L 4	Innere Kniegelenkbeuger, Tibialis anterior

L 5   Äußere Kniegelenkbeuger, Tibialis posterior, Peronaeusmuskeln
S 1   Extensor digitorum, Extensor hallucis, Gastrocnemius und Soleus
S 2   Flexor digitorum, Flexor hallucis,
S 2/3/4   Blase, Mastdarm.

Die Sehenenreflexe zeigen den Reflexbogen für ein Rückenmarksegment, das den entsprechenden Muskel versorgt:

C 5   Biceps humeri
C 6   Supinator
C 7   Triceps
L 3   Quadriceps
S 1   Gastrocnemius und Soleus
S 2/3/4   Analreflex, Bulbocavernosusreflex.

Die Sensibilität ist ebenfalls segmental angeordnet (Dermatome). Es besteht eine deutliche Überschneidung der Segmente (Abb. 2

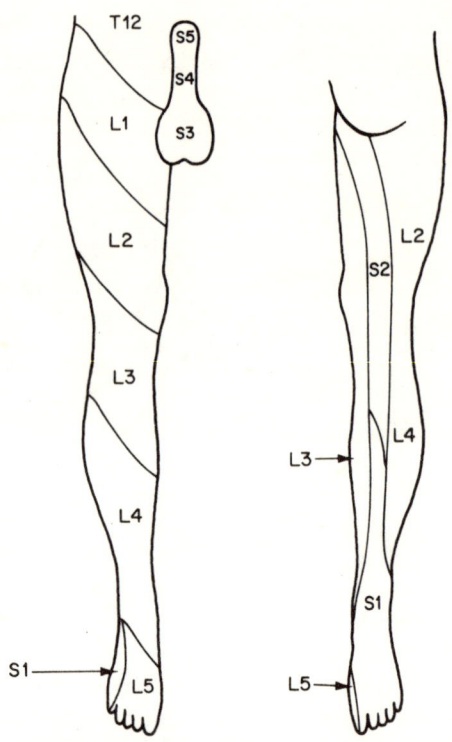

Abb. 3. Dermatome – Bein – Ansicht von vorn und hinten und Genitalregion

u. 3). Die Übersicht beschreibt die Dermatome im Hinblick auf ihre hauptsächliche segmentale Zuordnung.

C 2/3   Hals
C 4   Kopfwärtiger Schulteranteil und vordere Brustkorbseite
C 5   Seitlicher Schulterbereich
C 6   Speichenwärtiger Unterarmanteil, Daumen und Zeigefinger
C 7   Mittelfinger, speichenwärtiger Anteil von Hohlhand und Handrükken
C 8   Ringfinger, Kleinfinger, ellenwärtiger Unterarmanteil
T 1–2   Achsel und körpernaher innerer Oberarmanteil
T 4   Brustwarzenhöhe
T 7   Untere Brustkorbbegrenzung
T 10   Nabelhöhe
T 12   Leistenbeugen
L 1–2   Körpernaher Oberschenkelanteil, Vorderseite

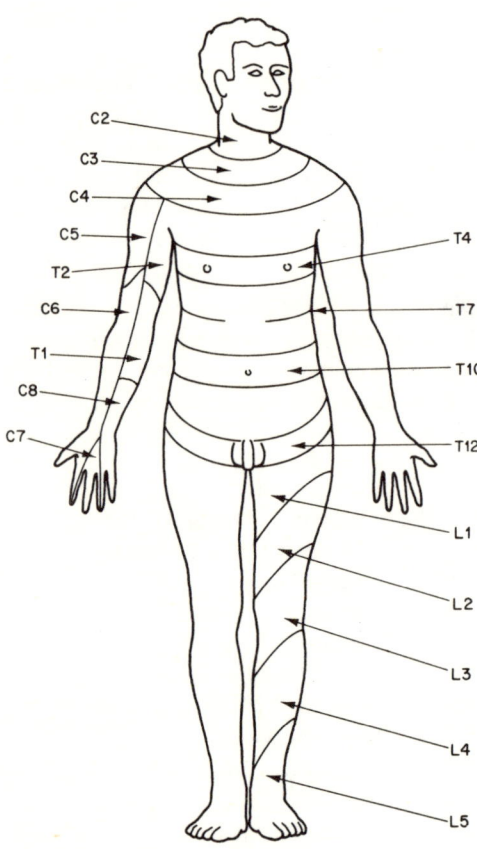

Abb. 2. Dermatome – Ansicht von vorn

L 3	Vorderseite Kniegelenk
L 4	Vorderseite Unterschenkel
L 5	Großzehe, innerer Fußrückenanteil
S 1	Fußaußenrand, Fußsohle, Achillessehne
S 2	Körpernaher Oberschenkelanteil, Rückenseite (schmaler Mittelstreifen)
S 3/4/5	Genitalien, Reithosengebiet

Man kann sich merken, daß die Dermatome auf der vorderen Brustwand von C 4 (Nn. supraclaviculares) bis T 3 reichen, die Dermatome C 5 – T 2 bedecken den Arm. Untersucht man neurologisch nur die Sensibilität des Rumpfes, können Fehler entstehen, weil eine Paraplegie (Lähmung unterhalb T 3) mit einer Tetraplegie (Lähmung oberhalb T 3) verwechselt wird.

3. Verletzungen der Wirbelsäule

Es ist nicht immer möglich, knöcherne Verletzungen der Wirbelsäule mit Verletzungen des Rückenmarkes in Beziehung zu setzen. Im allgemeinen kommt es bei schweren Wirbelsäulenzerreißungen auch zu schweren Rückenmarkschäden, doch muß das keineswegs immer so sein. Andererseits rufen leichte Verletzungen der Wirbelsäule meistens keine neurologischen Ausfälle hervor. Dennoch kommt es gelegentlich in solchen Fällen zu einer vollständigen Lähmung. Ein Unfall kann, bei fehlenden knöchernen Verletzungen, das Rückenmark dadurch schädigen, daß er Durchblutungsstörungen auslöst. Das geschieht bei Unfällen mit extremer Rückbeugung oder Zug an der Wirbelsäule.

Röntgenaufnahmen nach einer Wirbelsäulenverletzung zeigen die Lage der Wirbelkörper zum Zeitpunkt der Aufnahme, sagen aber nichts über das Ausmaß von Verschiebungen aus, das sich zum Zeitpunkt des Unfalles abgespielt haben könnte. Ebenso können sie keine Auskunft über den Umfang möglicher Bandverletzungen geben. Traumatische Querschnittlähmungen bei Kindern sind selten von knöchernen Verletzungen begleitet, wie man sie gewöhnlich bei Erwachsenen vorfindet. Das Skelet des Kindes ist so elastisch, daß es bei extremer Rück- oder Vorbeugung eher durch den Längszug oder andere Kräfte zu einer Zerreißung des Rückenmarkes als zu irgendeiner Schädigung des Knochens kommt.

Wirbelsäulenverletzungen sind entweder stabil oder instabil. Liegt Stabilität vor, sind die langen Bänder unverletzt, bei Instabilität sind sie zerrissen. Zum Nachweis fehlender Bandverletzungen sind funktionelle Röntgenaufnahmen in Vor- und Rückbeugung erforderlich. Solche Aufnahmen bergen bei akuten Wirbelsäulenverletzungen ein hohes Risiko für den Patienten in sich. Deshalb ist es vernünftiger, alle Verletzten so zu behandeln, als bestünde eine Instabilität.

3.1. Einteilung der Verletzungen

3.1.1. Halswirbelsäule

3.1.1.1. Flexions-Rotations-Luxation oder Luxationsfraktur

Hierbei handelt es sich um den häufigsten Verletzungsbefund an der Halswirbelsäule, vorwiegend an C 5/6 (Abb. 4). Meistens besteht eine einseitige oder beiderseitige teilweise oder vollständige Verrenkung der hinteren Gelenkfortsätze, die in dieser Stellung fixiert sein können. Dabei kommt es zu ausgedehnten Verletzungen der hinteren Bandanteile; solche Verletzungen sind deshalb meistens instabil. Das Rückenmark kann hierbei komprimiert oder überdehnt sein. Hierdurch kommt es sowohl zu direk-

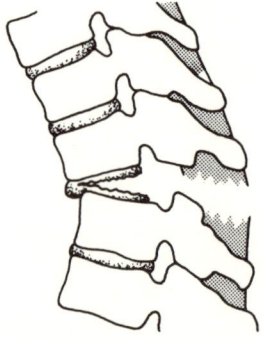

Abb. 4. Flexions-Rotations-Luxation oder Luxationsfraktur der Halswirbelsäule

ten Verletzungen als auch zu Durchblutungsstörungen aufgrund von Schädigungen der Gefäße entweder im Bereich der Anastomosen oder an den segmental ernährenden Gefäßen.

3.1.1.2. Stauchungsbruch

Auch hier sind C 5/6 am häufigsten beteiligt (Abb. 5). Gewöhnlich ist die Wirbelkörperhöhe vermindert, dabei kann der Wirbelka-

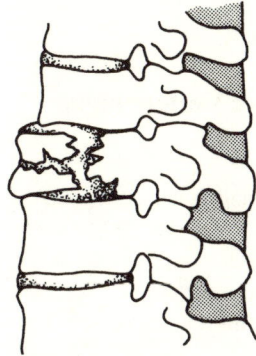

Abb. 5. Kompressionsfraktur der Halswirbelsäule

nal durch das Eindringen der hinteren Wirbelkörperanteile eingeengt werden. Da die hinteren knöchernen Anteile und die langen Bänder intakt sind, sind diese Verletzungen stabil. Kommt es gleichzeitig zu Rotationskräften, kann eine „tear-drop" Fraktur entstehen, dabei kommt es zur Absprengung eines kleinen vorderen Bruchstückes (Tränenfraktur). Hierbei entsteht nur in der Hälfte der Fälle eine vollständige Lähmung unterhalb der Verletzungshöhe. Bei dem Rest findet man teilweise Lähmungen, wobei die vorderen Anteile des Rückenmarkes am stärksten betroffen sind.

3.1.1.3. Verletzungen durch extreme Rückbeugung

Solche Verletzungen finden sich am häufigsten bei älteren Menschen mit degenerativen Veränderungen der Halswirbelsäule (Abb. 6). Ihr Anteil macht etwa 30% aller Halswirbelsäulenverletzungen aus. Eine besondere Häufung besteht in Höhe von C 4/5. Gewöhnlich fehlen knöcherne Verletzungen.

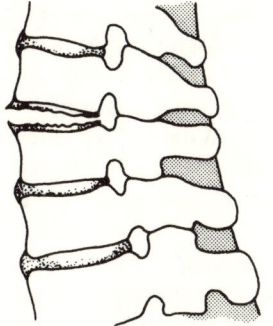

Abb. 6. Überbeugungsverletzung der Halswirbelsäule nach rückwärts

Die wesentlichsten Schäden finden sich am vorderen Längsband, ausgelöst durch die extreme Rückbeugung. Diese Verletzungen sind stabil. Meistens kommt es zu teilweisen Lähmungen. Ursache ist eine Kompression des Rückenmarkes zwischen den degenerativen Anlagerungen am Wirbelkörper und der Bandscheibe von vorne und dem verdickten gelben Band, das sich von rückwärts vorwölbt. Diese zusammenwirkenden Kräfte führen zur Zerstörung im Zentrum des Rückenmarkes.

3.1.2. Brust- und Lendenwirbelsäule

3.1.2.1. Flexions-Rotations-Luxation oder Luxationsfraktur

Das ist der häufigste Befund an diesem Wirbelsäulenabschnitt. Besonders häufig sieht man ihn an T 12/L 1 (Abb. 7). Es kommt zu

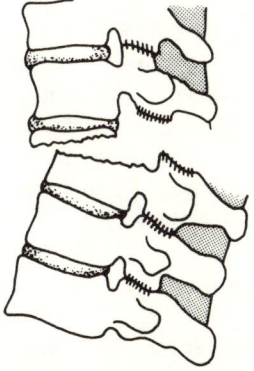

Abb. 7. Flexions-Rotations-Luxation oder Luxationsfraktur der Brust-Lendenwirbelsäule

einer Verlagerung des oberen Wirbels gegenüber dem unteren nach vorn. Meistens entsteht gleichzeitig sowohl ein Riß des hinteren Längsbandes als auch der hinteren knöchernen Anteile des Wirbels. Der untere Wirbel zeigt meistens eine Keilform der Vorderoberkante und ist etwas erniedrigt. Es handelt sich um instabile Frakturen. Gewöhnlich kommt es zu einer völligen neurologischen Unterbrechung entweder innerhalb des Rückenmarkes, des Conus oder der Cauda equina.

3.1.2.2. Stauchungsbruch
Diese Verletzungen sind häufig, der Wirbelkörper ist erniedrigt (Abb. 8). Die Längsbänder sind unverletzt, die Brüche stabil. Rückenmarkmitbeteiligung ist selten.

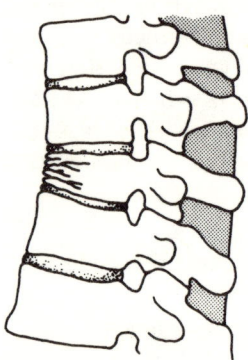

Abb. 8. Kompressionsfraktur der Brust-Lendenwirbelsäule

3.1.2.3. Verletzungen durch extreme Rückbeugung
Diese Verletzungsform ist selten. Gewöhnlich ist sie mit einem Riß des vorderen Längsbandes, der Bandscheibe und mit einem Schrägbruch im vorderen Anteil des betroffenen Wirbelkörpers verbunden. Es besteht Instabilität. Vollständige Durchtrennung des Rückenmarkes ist die Regel.

3.1.3. Offene Verletzungen

Sie können durch Schußverletzungen entstehen. Die Zerstörung des Rückenmarkes wird durch Explosionen, durch Gefäßschäden, durch Zerreißung des Rückenmarkes, durch das eindringende Geschoß oder durchbohrende Knochensplitter hervorgerufen. Gewöhnlich sind sie stabil und zeigen geringe Bandschäden. In der Hälfte der Fälle entsteht eine vollständige Lähmung. Stichverletzungen sind ebenfalls stabil. Die Rückenmarkverletzung wird durch direktes Eindringen der benutzten Gegenstände und durch Gefäßverletzungen hervorgerufen. Im allgemeinen handelt es sich um teilweise Lähmungen.

3.2. Behandlung der Verletzungen der Wirbelsäule

Die Rückenmarkverletzung entsteht im Augenblick des Unfalles. Ziel der Behandlung ist die Vermeidung weiterer Schädigungen des Rückenmarkes durch Knochenverletzungen. Gleichzeitig müssen die besten Voraussetzungen für die Erholung des Rückenmarkschadens geschaffen werden. Deshalb besteht die Behandlung aus der möglichst schnellen Beseitigung der Fehlstellungen an der Wirbelsäule und der Ruhigstellung, bis die Heilung der Knochen- und Bandverletzungen abgeschlossen ist.

3.2.1. Konservative Behandlung

3.2.1.1. Halswirbelsäule
Zugbehandlung, gewöhnlich unter Verwendung von Kopfzangen, ist die übliche Form der Behandlung. Hierdurch können beide Ziele erreicht werden, die Wiederherstellung der früheren Wirbelsäulenform und die Ruhigstellung der Fraktur oder der Verrenkung.
Bei fixierten Verrenkungen der Gelenkfortsätze kann die Einrichtung manuell in Allgemeinnarkose vorgenommen und die erreichte Stellung durch Kopfzug gehalten werden. Der Zug kann in Neutralstellung, Vor- oder Rückbeugung der Halswirbelsäule bis zur Ausheilung erfolgen. Das dauert etwa 6 bis 8 Wochen. In dieser Zeit wird der Patient in Rücken- oder beidseitiger Seitenlage be-

handelt und in zweistündlichem Abstand gedreht. Die Zugrichtung muß bei jedem Drehen überprüft werden. Manche Zentren verwenden ein elektrisches Drehbett (Keane Roto-Rest, Irland) statt des zweistündlichen Drehens von Hand durch eine Pflegegruppe. Nach Abschluß der Zugbehandlung erhalten die Patienten gewöhnlich eine Halsmanschette. Bei hohen Halswirbelsäulenverletzungen können manchmal „four poster type" Halsmanschetten zur wirksamen Ruhigstellung nach der Zugbehandlung nötig sein. Die Manschetten werden ein bis zwei Monate getragen. Anschließend werden funktionelle Röntgenaufnahmen in Vor- und Rückbeugung angefertigt, um abzuklären, ob Stabilität vorliegt. Die Halsmanschetten bewirken gewöhnlich kaum mehr, als den Patienten immer wieder an das kürzlich abgelaufene Unfallereignis zu erinnern. Dennoch verhindern sie vielleicht auch extreme Bewegungen der Halswirbelsäule.

Im Anschluß an die Ruhigstellung mittels Kopfzange und bevor der Patient aufgerichtet und mit einer Halsmanschette außer Bett gebracht wird, werden isometrische Übungen zur Kräftigung der Nackenstreckmuskulatur durchgeführt.

Bei stabilen Frakturen der Halswirbelsäule, wie beispielsweise bei den meisten Verletzungen nach extremer Rückbeugung, dürfte eine Behandlung mit Halsmanschette allein ausreichend sein. Damit kann der Patient sich außerhalb des Bettes aufhalten. Vorher sollte jedoch die Stabilität durch funktionelle Röntgenaufnahmen in Vor- und Rückbeugung überprüft werden, da auch solche Halswirbelsäulenbrüche manchmal instabil sind.

3.2.1.2. Übergang Brust-Lendenwirbelsäule

Hier ist meistens konservative Behandlung möglich. Die Einrichtung erfolgt durch Lagerung (postural reduction) im Bett. Zur Erzielung eines guten funktionellen Ergebnisses ist die vollständige anatomische Wiederherstellung der ursprünglichen Wirbelsäulenform nicht unbedingt erforderlich. Im allgemeinen sind 6 – 8 Wochen konservativer Lagerungsbehandlung notwendig. Zur Verhütung von Druckgeschwüren muß innerhalb dieser Zeit der Patient alle 2 Stunden gedreht werden. Dabei muß sowohl in Seiten- als auch in Rückenlage die erzielte Bruchstellung erhalten werden. Das wird durch Drehen mit mehreren Personen und Unterlegen von Polstern und Kissen unter die Bruchstelle erreicht. Röntgenaufnahmen in 2 Richtungen zeigen nach dieser Zeit meistens eine gute Bruchstellung. Es kann davon ausgegangen werden, daß der Bruch dann knöchern fest abgeheilt ist.

Während der Bettruhe und bevor mit der Mobilisation des Patienten begonnen wird, werden Streckübungen zur Kräftigung der Rückenmuskulatur durchgeführt. Während der ersten zwei Monate der Mobilisation sollten Bewegungen vermieden werden, die dem Verletzungsmechanismus ähnlich sind und eine Wiederholung der Verletzung hervorrufen können. Im Anschluß daran zeigen funktionelle Röntgenaufnahmen in Vor- und Rückbeugung die Stabilität des Wirbelbruches. Nun kann mit dem vollen Übungsprogramm begonnen werden. Stützmieder sind im allgemeinen nicht notwendig.

Flexions-Rotations-Luxations-Frakturen am dorso-lumbalen Übergang sind instabil. Sie können jedoch meistens eingerichtet und in dieser Stellung durch Lagerung gehalten werden. Manchmal verhindern verhakte Gelenkfortsätze die Einrichtung. Bei vollständigen Querschnittlähmungen hat das jedoch nur geringe Bedeutung.

Stauchungsbrüche am thoracolumbalen Übergang sind stabil. Die Behandlung durch Lagerung ist ausreichend und angemessen. Durch die Keilform und die aseptische Knochennekrose kann es jedoch zu einer gewissen Achsenknickung der Wirbelsäule kommen.

Verletzungen durch Überbeugung nach rückwärts am thoracolumbalen Übergang sind instabil. Die beste Behandlung ist die Flachlagerung des Patienten.

3.2.2. Operative Behandlung

Es gibt viele Arbeiten über die Indikationen zur operativen Behandlung der Wirbelsäulenverletzungen. Die Befürworter einer operativen Behandlung argumentieren wie folgt: So lange das Rückenmark nicht durch eine Laminektomie von jeglichem Druck befreit ist und so lange man den Verletzungsbereich des Rückenmarkes nicht hat inspizieren können, so lange kann die Möglichkeit nicht ausgeschlossen werden, daß ein Befund übersehen wurde, der durch operative Maßnahmen hätte gebessert werden können. In manchen Zentren folgt der Laminektomie eine Kühlung des Rückenmarkes mit Salzlösungen für einige Stunden. Damit wird beabsichtigt, die zusätzliche Zerstörung des Rückenmarkes zu verhüten, die durch das sekundäre Ödem hervorgerufen wird. Gleichzeitig soll der Stoffwechsel des Rückenmarkes herabgesetzt werden. Gegenwärtig ist man der Auffassung, das sei eine gute Behandlung, vorausgesetzt sie kann im unmittelbaren Anschluß an die Verletzung durchgeführt werden.

Andere Bemühungen der örtlichen Behandlung einer Rückenmarkverletzung zielen darauf ab, die Erhöhung des Norepinephrin-Spiegels, die in diesem Abschnitt gefunden wird, zu senken. Wirksam sind Medikamente wie α-Methyl-tyrosin, sie sind aber für den Menschen zu toxisch.

Es gibt einige Indikationen, bei denen eine operative Behandlung sinnvoll sein kann. Bei jedem Patienten mit einer offenen Rückenmarkverletzung, z. B. nach Schuß- oder Stichverletzungen, sollte das verletzte Rückenmark operativ freigelegt werden, um Fremdkörper, Knochensplitter usw. entfernen zu können. Bei Patienten mit teilweisen Lähmungen, die an Ausmaß zunehmen, kann eine Freilegung erwünscht sein, um die Ursache des Fortschreitens der Lähmung abzuklären.

Eine weitere Indikation zur Operation besteht bei einer erheblichen oder bei einer späten Instabilität des Wirbelbruches, insbesondere bei teilweisen Lähmungen. In solchen Fällen kann eine innere Fixation oder eine Spanbehandlung der Wirbelsäule in Erwägung gezogen werden.

Manche Operateure sind der Auffassung, die Operationsindikation sei gegeben, wenn es nicht gelingt, den Wirbelbruch oder die Verrenkung anatomisch vollkommen wieder einzurichten. Das schließt das Risiko einer zusätzlichen Schädigung des Rückenmarkes ein. Neueste, vergleichbare Serien zeigen, daß die konservative Behandlung sicherer ist. Sie zeigen ebenso, daß die Ergebnisse, einschließlich der neurologischen Rückbildung, bedeutend besser sind.

Im Anschluß an eine operative Einrichtung wird der Patient meistens in einem Stryker-Drehbett gelagert und wie üblich zweistündlich gedreht. Die Lagerung mit Polstern und Kissen ist nicht mehr erforderlich, da eine Fehlstellung des Bruches nicht mehr vorliegt. Manchmal wird als kombinierter Eingriff eine Fusion (operative Versteifung) vorgenommen.

Manche Operateure befürworten in ausgewählten Fällen eine vordere Fusion als Frühoperation, besonders an der Halswirbelsäule, unter dem Gesichtspunkt der sofortigen Stabilität, die eine frühere Mobilisation des Patienten zulasse.

Wenn möglich sollten mehrere Wochen vor der Durchführung der Operation abgewartet werden, damit das traumatische Rückenmarködem abklingen kann. Dadurch wird die Sicherheit erhöht, daß die Operation nicht zu weiteren neurologischen Ausfällen führt.

Bei der präoperativen Diagnostik kann eine Myelographie nützlich sein. Zwar erkennt man dabei die Höhe des Blocks im Rückenmarkkanal. Es kann aber keine Entscheidung darüber getroffen werden, ob die Ursache ein Rückenmarködem oder eine Blutung ist oder ob der Block mechanische Ursachen hat, wie z. B. vorgefallene Anteile einer verletzten Bandscheibe usw.

4. Verletzungen des Rückenmarkes

Bei etwa 20% der Wirbelsäulenverletzten kommt es zu Rückenmarkschäden. Es gibt hierbei verschiedene Formen. Sie sind jedoch fast immer erheblich. Schon die Zerstörung eines kleinen Anteiles des Rückenmarkes führt unterhalb der Verletzungsstelle zu tiefgreifenden motorischen und sensiblen Ausfällen.

4.1. Vollständige Lähmungen

Hierbei handelt es sich um den vollständigen Verlust aller neurologischen Funktionen unterhalb der Verletzungsstelle. Paraplegien (Lähmungen der unteren Gliedmaßen) entstehen durch Schäden im Brust- und Lendenmark und in geringem Umfang im Sacralmark. Tetraplegien (Halsmarklähmungen = Lähmung aller vier Gliedmaßen) entstehen durch Schäden im Halsmark. Bei beiden Zustandsbildern ist auch das autonome Nervensystem einschließlich der Funktionen von Blase und Mastdarm betroffen.

4.1.1. Motorische Lähmungen

4.1.1.1. Lähmungen Typ: oberes motorisches Neuron (engl. upper motor neuron lesion = UMNL)
Sie sind nach Rückenmarkverletzungen am häufigsten. Sie sind gekennzeichnet durch den Verlust der Willkürbewegungen, die Erhöhung der Muskelspannung (Tonus) und eine Steigerung der Eigenreflexe (Hyperreflexie). Die Reflexbögen sind unverletzt, es fehlt jedoch die Verbindung zum übrigen Zentralnervensystem und damit dessen Kontrollfunktion. Der Verlust dieser oberhalb der Verletzungsstelle gelegenen Kontrollmechanismen führt zu einer Freigabe der Eigenfunktion, die als Spastik bezeichnet wird. Man findet sie bei Lähmungen oberhalb des ersten Lendenwirbels.

4.1.1.2. Lähmungen Typ: unteres motorisches Neuron (engl. lower motor neuron lesion = LMNL)
In Höhe des 1. Lendenwirbels endet das Rückenmark als Conus medullaris. Darunter liegt die Cauda equina. Verletzungen in dieser Höhe und unterhalb davon führen zum Typ unteres motorisches Neuron. Diese Lähmung ist gekennzeichnet durch den Verlust der Willkürbewegungen, einen schlaffen Muskeltonus und Abschwächung oder Verlust der Eigenreflexe. Die Verletzung der Nervenwurzeln der Cauda equina führt zu einer Unterbrechung der Reflexbögen, und daraus ergibt sich eine schlaffe Lähmung der Muskulatur.
Bei Verletzungen des Conus medullaris (T 11 – L 1) kann es zu Unterbrechungen der zentralen Verbindung der Reflexbögen der Lenden- und Sacralnervenwurzeln kommen. Hieraus können sich ebenfalls Lähmungen vom Typ unteres motorisches Neuron ergeben.

4.1.1.3. Mischtypen
Eine Kombination vom Typ oberes und unteres motorisches Neuron kann bei Verletzungen am thoracolumbalen Übergang vorkommen. Dabei sind dann Conus medullaris und Cauda equina gleichzeitig betroffen. Bei teilweisen Verletzungen in dieser Höhe ergibt sich aus den unverletzten Anteilen des Conus medullaris und der darunter gelegenen Wurzeln das Bild des oberen motorischen Neurons, d. h. die Spastik der Blase

und des Mastdarms (S 2 – 4 sind unverletzt). Die Verletzung der übrigen Nervenwurzeln prägt das Bild des unteren motorischen Neurons, d. h. die schlaffe Lähmung, es resultiert durch Beteiligung der Lumbalwurzeln eine schlaffe Paraplegie.

Das kann auch in umgekehrter Form der Fall sein. Manchmal finden sich bei Lähmungen vom Typ oberes motorisches Neuron Verletzungen der Nervenwurzeln selbst oder an ihren Austrittsstellen aus dem Rückenmark. Die von diesem Rückenmarksegment versorgten Muskeln weisen dann eine Lähmung vom Typ unteres motorisches Neuron auf, während bei den übrigen Muskeln, deren Nervenversorgung aus unterhalb der Verletzung gelegenen Rückenmarkabschnitten erfolgt, eine Lähmung vom Typ oberes motorisches Neuron vorliegt.

4.1.1.4. Ungewöhnliche schlaffe Lähmungen

Gelegentlich führen Verletzungen, bei denen man den Typ oberes motorisches Neuron erwarten würde, zu einer schlaffen Lähmung. Das beobachtet man meistens bei den Verletzungen des oberen Brustmarkes. Dieses glaubt man dadurch erklären zu können, daß es unterhalb der eigentlichen Schädigung sekundär zu einer Unterbrechung der Gefäßversorgung kommt, die zu einem Infarkt des Rückenmarkes führt. Hierdurch entwickelt sich wiederum eine Nekrose der spinalen Reflexzentren unterhalb der ursprünglichen Verletzung, aus der eine schlaffe Lähmung entsteht. Das mittlere Brustmark wird von einem großen segmentalen Gefäß ernährt.

4.1.1.5. Sensible Lähmungen

Bei vollständigen Lähmungen sind die aufsteigenden langen Bahnen, die die verschiedenen Gefühlsempfindungen leiten, in Höhe der Rückenmarkverletzung unterbrochen. Dadurch wird das Gefühl für Schmerz, Temperatur, Berührung, taktile Fein- und die Lageempfindung unterhalb der Verletzungshöhe aufgehoben. Gleiches gilt für die Empfindungsqualitäten der Eingeweide.

Oft kommt es dazu, daß die Stärke der Gefühlsempfindungen von Segment zu Segment abnimmt, bis sie schließlich ganz fehlt. Dabei kann man beobachten, daß zunächst unterhalb des letzten intakten Segmentes Nadelstiche (Hypalgesie) und Berührung (Hypaesthesie) schwächer empfunden werden. Eine völlige Aufhebung (Analgesie und Anaesthesie) besteht dann erst unterhalb dieses Segmentes. Bei teilweisen Lähmungen sind andere Muster des Sensibilitätsverlustes unterhalb der Verletzungsstelle möglich. Manchmal kommt es in Höhe der Verletzung oder unterhalb davon zu einer Steigerung der Empfindungsqualitäten (Hyperalgesie und Hyperaesthesie), die man bei besonders starker Ausprägung als Hyperpathie bezeichnet.

Es gibt Unterschiede in der Wahrnehmung für leichte Berührung und für Schmerz. Kommt es zu einer Verletzung des Tractus spinothalamicus bei gleichzeitiger Erhaltung der Hinterstränge – ein Zustand, den man als vorderes Marksyndrom bezeichnet – so besteht eine isolierte Aufhebung der Schmerzwahrnehmung. Leichte Berührung (Normaesthesie) und Gewebseigenempfindung (Proprioception) bleiben ungestört oder sind nur geringfügig beteiligt.

Manche Patienten empfinden im frühen Stadium nach der Verletzung ein Phantomgefühl. Im allgemeinen bleibt es jedoch nicht bestehen. Es kann sich dennoch dann wieder einstellen, wenn eine Amputation gelähmter Gliedmaßen vorgenommen wird.

4.1.1.6. Lähmung des autonomen Nervensystems

Gefäßkontrolle: Kreislauflabilität mit Neigung zur Blutdruckerniedrigung (Hypotonie) findet sich häufig bei Hals- und oberen Brustmarklähmungen, also solchen Verletzungen, die oberhalb des Abganges des Sympathicus liegen (T 5). Hierbei kommt es zur Unterbrechung der Verbindung zu den Eingeweiden und damit zu einem verminderten Rückfluß des venösen Blutes aus den entsprechenden Abschnitten bei der Aufrichtung des Patienten in die Senkrechte. Die Folge ist ein Abfall des Blutdruckes bis hin zum plötzlichen Bewußtseinsverlust. Mit der Zeit bilden sich hier Anpassungsvorgänge aus, möglicherweise durch spinale, also innerhalb des Rückenmarkes ablaufende Vorgänge, die das physiologische Gleichgewicht wiederherstellen.

Die Gefäßkontrolle ist bei Halsmarklähmungen innerhalb der ersten Tage nach der Verletzung äußerst labil. Aus diesem Grunde besteht während dieser Zeit das Risiko eines plötzlichen Herzstillstandes nach dem regelmäßigen Drehen.

Temperaturkontrolle: Der Querschnittgelähmte verfügt unterhalb der Rückenmarkverletzung nicht mehr über die üblichen Mechanismen zur Regelung der Temperatur. Das hat für Halsmarkgelähmte eine ganz besondere Bedeutung. Die autonomen Mechanismen zur Engstellung der Gefäße (Vasoconstriction) zur Vermeidung eines Verlustes der Körperwärme oder aber zur Erweiterung der Gefäße (Vasodilatation), um überflüssige Körperwärme abzustrahlen, sind unwirksam geworden. Es besteht kein Körperzittern mehr und damit keine Möglichkeit, eine Erhöhung der Körpertemperatur herbeizuführen. Der Patient kann aber auch bei einer Körperüberwärmung im Bereich unterhalb der Rückenmarkverletzung nicht mehr schwitzen. Die Folge ist, daß der Tetraplegiker die Temperatur seiner jeweiligen Umgebung annimmt, er ist poikilotherm.

Blase und Mastdarm: S. Kapitel 7 u. 8.

4.2. Teilweise Lähmungen

Darunter versteht man eine teilweise Erhaltung neurologischer Funktionen. Grundsätzlich bestehen alle Kombinationsmöglichkeiten erhaltener motorischer, sensibler und autonomer Funktionen. Dennoch finden sich im allgemeinen nur einige bekannte Syndrome.

4.2.1. Akutes vorderes Halsmarksyndrom

Bei diesen Verletzungen liegen die Schäden vorwiegend in den vorderen Rückenmarkanteilen. Sie werden entweder durch Luxationen oder Teilluxationen nach vorn oder durch Rückenmarkkompressionen durch Rückwärtsverlagerung der Wirbelkörper oder der Bandscheiben hervorgerufen. Meistens liegt unterhalb der Verletzung eine vollständige motorische Lähmung (Tractus corticospinalis) vor bei gleichzeitigem Verlust der Schmerz-, Temperatur- und Berührungsempfindung (Tractus spinothalamicus) und Erhaltung der Sensibilität für die Feinberührung, Gewebeeigen- und Lageempfindung (Hinterstränge vollständig oder teilweise).

4.2.2. Akutes zentrales Halsmarksyndrom

Bei diesen Verletzungen liegt die Rückenmarkzerstörung zentral. Gewöhnlich werden sie durch Überbeugung der Halswirbelsäule nach rückwärts hervorgerufen. Hierbei kommt es zu einer Quetschung des Rückenmarkes zwischen einer degenerativ veränderten Bandscheibe von vorn und dem verdickten Ligamentum flavum von rückwärts. Das geschieht am häufigsten bei älteren Menschen. Überwiegend fehlen knöcherne Verletzungen. Die umfangreicheren Ausfälle werden in den mehr zentral gelegenen Bahnen des Halsmarkes, die die oberen Gliedmaßen versorgen, gefunden, während die mehr peripher gelegenen Bahnen für die lumbalen und sacralen Segmente, die die unteren Gliedmaßen und die Blase versorgen, geringer betroffen sind. Darüber hinaus liegen die motorischen Vorderhornzellen, die die Halsmarksegmente versorgen, zentral in der grauen Substanz. Deshalb kann es sich bei der Lähmung der oberen Gliedmaßen um eine schlaffe Lähmung vom Typ unteres motorisches Neuron handeln.

4.2.3. Brown-Séquardsches Syndrom

Bei diesen Verletzungen besteht die Zerstörung nur auf einer Seite des Rückenmarkes. Das ist z. B. bei Stichverletzungen der Fall.

Auf der verletzten Seite kann eine Herabsetzung oder Steigerung der Sensibilität für Schmerz, Temperatur und Berührung in Höhe des geschädigten Segmentes vorliegen. Unterhalb davon findet sich gleichseitig eine vollständige motorische Lähmung (Tractus corticospinalis). Unterhalb dieser Verletzungsstelle zeigt sich auf der Gegenseite eine nahezu vollständige Aufhebung der Schmerzempfindung sowie der Wahrnehmung von Temperatur und Berührung, da der Tractus spinothalamicus kurz nach seinem Eintritt in das Rückenmark auf die Gegenseite kreuzt. Die Hinterstränge werden zwar auf der Verletzungsseite ebenfalls durchtrennt, doch ist der neurologische Ausfall hierdurch nicht so umfangreich, da einzelne Fasern auch zur Gegenseite kreuzen. Funktionell ergibt sich der größte Sensibilitätsverlust an der Gliedmaße mit der größten Muskelkraft und umgekehrt.

4.2.4. Sacrale Aussparung

Der letzte Abschnitt, der bei Rückenmarkverletzungen ausgespart werden kann, ist ein peripherer Gewebssaum, der über die Wurzelarterien versorgt wird. Hier liegen die sensiblen Zonen der unteren Sacralsegmente. Hieraus ergibt sich die Möglichkeit, daß auch bei sonst vollständiger motorischer und sensibler Lähmung unterhalb der Verletzungsstelle die Gefühlsempfindung im Reithosengebiet erhalten sein kann.

4.2.5. Cauda-equina-Verletzungen

Häufig sind diese Verletzungen unvollständig, da der Rückenmarkkanal hier weit ist und die Nervenwurzeln sehr beweglich sind. Meistens kommen sie durch Luxationsfrakturen zustande. Über neurologische Aussparungen kann man keine Vorhersagen machen. Die Nervenwurzeln können einseitig oder beidseitig beteiligt sein. Es kann zu sensiblen oder motorischen Ausfällen kommen, obwohl bei den Nervenwurzelschäden meistens beide Funktionen beteiligt sind. Sind die Nervenwurzeln nicht anatomisch durchtrennt, können sie sich regenerieren, und es kann zu einer Rückbildung der Ausfälle kommen.

4.2.6. Erhaltung von Nervenwurzeln

Sind die Nervenwurzeln nicht anatomisch durchtrennt, können sich im Bereich von ein oder zwei Segmenten nach Rückenmarkverletzungen Rückbildungen einstellen, wenn eine Nervenwurzelschädigung vorliegt. Dabei handelt es sich um eine Rückbildung einer schlaffen Lähmung vom Typ unteres motorisches Neuron in Höhe dieses Segmentes. Solche Verletzungen findet man häufig bei Wurzelschäden, die sich als Folge eines Wirbelbruches in Höhe des äußeren Anteiles des Foramen intervertebrale ereignen.

4.2.7. Rückenmarkprellung

Bei Patienten, die eine einfache Wirbelkompression erlitten oder bei denen röntgenologische Zeichen einer knöchernen Verletzung fehlen, findet man gelegentlich zeitlich begrenzte neurologische Ausfälle des Rückenmarkes oder der Cauda equina, die sich spontan zurückbilden. Es besteht eine allgemeine Übereinstimmung darin, daß hier weder ein mechanischer Druck auf das Rückenmark besteht noch tiefgreifende anatomische Schäden innerhalb des Markes vorliegen. Weiterhin besteht eine Übereinstimmung, daß die Funktionsausfälle nur Folge einer kurz über das Rückenmark abgelaufenen Druckwelle sind. Vollzieht sich die Rückbildung langsam, so weist das auf ein reaktives Rückenmarködem hin.

Bei diesen Patienten setzt die Rückbildung innerhalb weniger Stunden nach der Verletzung ein. Innerhalb weniger Tage entwickelt sich eine vollständige Wiederherstellung. Im allgemeinen beobachtet man eine Reflexsteigerung, ohne daß Anzeichen einer Spastik vorliegen.

5. Ätiologie nichttraumatischer Querschnittlähmungen

5.1. Angeborene Schäden

Spina bifida mit Meningocele, Meningomyelocele; Skoliose; Spondylolisthesis; Chordome; Friedreichsche Ataxie und andere erhebliche Lähmungen; Mißbildungen oder Aplasie des Rückenmarkes.

5.2. Erworbene Schäden

Infektionen: Eitriger Absceß; Wirbelsäulentuberkulose; Virusinfektionen (Poliomyelitis, Herpes, Landrysche Paralyse, Rückenmarkentzündung)

Neubildungen: Gutartige (Meningeome, Neurofibrome); bösartige (Gliome, Myelome, Metastasen).

Durchblutungsstörungen: Arteriovenöse Mißbildungen; Angiome; Aneurysma dissecans; Spontanthrombose der vorderen Spinalarterie, Embolie; Hämophilie und Rückenmarkblutungen.

Stoffwechselstörungen: Porphyrie, subakute kombinierte Rückenmarkdegeneration.

Idiopathische Erkrankungen: Multiple Sklerose; Syringomyelie; Neuromyelitis optica.

Iatrogene Schäden: Bestrahlung; Operationen; Injektionen in den Rückenmarkkanal; Impfschäden.

Psychische Ursachen: Fehlreaktionen.

6. Behandlung des Patienten mit akuter Querschnittlähmung

6.1. Erste Hilfe

Bei der Ersten Hilfe für Patienten mit Verletzungen der Wirbelsäule und des Rückenmarkes ist äußerste Vorsicht geboten. Das gilt insbesondere im Hinblick auf das Drehen und Anheben, damit zusätzliche neurologische Schäden vermieden werden.
Bevor eine Lageveränderung vorgenommen wird, müssen genügend Helfer zur Verfügung stehen, um die Stabilität der Wirbelsäule in der Waagerechten und den erforderlichen Längszug zu gewährleisten. Jegliche Beugung nach vorwärts muß vermieden werden. Bei Umlagerungen durch Unerfahrene kommt es leicht zu Drehbewegungen im Verletzungsbereich, die eine weitere Gefährdung darstellen.
Besonders wichtig ist es, nach einer Rückenmarkverletzung zu fahnden und deren Höhe zu bestimmen. Ebenso ist es wichtig, nach „Begleitverletzungen" am Brustkorb, im Bauchraum und an den Gliedmaßen, die „stumm" sein können, zu suchen. Hierzu gehören auch innere Blutungen.
Durch nicht erkannte harte Gegenstände in den Taschen kann es während des Transportes ins Krankenhaus zu Druckgeschwüren kommen. Deshalb muß man danach suchen und sie aus den Taschen entfernen.
Sobald die akute medizinische Situation beherrscht wird, sollte eine Magensonde durch die Nase eingelegt werden. So können Komplikationen vermieden werden, die beim Erbrechen aufgrund der vorliegenden Magen-Darm-Atonie (paralytischer Ileus) entstehen können. Bei Querschnittlähmungen besteht eine Störung der Wärmeregulation mit der Tendenz, die Temperatur der Umgebung anzunehmen. Daran muß man, insbesondere beim Halsmarkgelähmten, denken. Deshalb gilt es, bei kalter Witterung eine Auskühlung und bei warmem Wetter einen Wärmestau zu verhüten.
Gerade bei Tetraplegikern kann es zu einer erheblichen Blutdruckerniedrigung kommen, auch dann, wenn ein Blutverlust nicht feststellbar ist. Es entspricht einer allgemeinen Erfahrung, daß häufiger eine Pulsverlangsamung als eine Pulsbeschleunigung angetroffen wird. Es handelt sich hierbei nicht um die Folgen eines Volumenmangelschocks, sondern vielmehr um Auswirkungen des spinalen Schocks, der durch eine lähmungsbedingte Gefäßerweiterung unterhalb des Verletzungsbereiches hervorgerufen wird. Aus der Fehlbeurteilung, es handele sich um einen Verletzungsschock, entsteht häufig beim Querschnittgelähmten die Gefahr der Überwässerung als Folge von nicht indizierten Überinfusionen, um die Kreislaufsituation zu normalisieren. Liegt der Blutdruck über dem Filtrationsdruck der Nieren (80 mm Hg), ergeben sich hierdurch keine Probleme. Der Zustand reguliert sich gewöhnlich von selbst.
Morphin und ähnliche Medikamente müssen beim Tetraplegiker mit Vorsicht angewandt werden, da sich die Atmungsfunktion an der Grenze der Kompensationsfähigkeit befinden kann.

6.2. Spinaler Schock

Unter spinalem Schock versteht man den Zustand, in dem sich das isolierte Rückenmark unmittelbar nach der Durchtrennung befindet. Hierbei kommt es zu einer verminderten Erregbarkeit der abgetrennten Rükkenmarkanteile. Man bezeichnet das Zustandsbild auch als „veränderte Reflexaktivität", es hält im Frühstadium nach der Verletzung an.

Diese vorübergehende Minderung der Aktivität der abgetrennten Rückenmarksegmente beruht auf der plötzlichen Unterbrechung der Verbindung zu den höher gelegenen Zentren, die bis dahin die Funktionen im Sinne der Bahnung oder Erregung beeinflußt haben. Es ergibt sich daraus eine Unterbrechung der Übertragung von Impulsen zwischen den übergeordneten Zentren und den Synapsen im Rückenmark, die Steuerungsfunktion ist nicht mehr möglich. Die Dauer des spinalen Schocks ist unterschiedlich. Geringe Reflexaktivitäten können innerhalb von 3–4 Tagen erkennbar werden, das kann aber auch 6–8 Wochen dauern. Durchschnittlich hält der Zustand 3–4 Wochen an. In den oberen Anteilen des isolierten Rückenmarkes ist die verminderte Reflexaktivität meistens ausgeprägter und hält länger an als in den tiefer gelegenen Abschnitten.

Bei einigen Patienten mit vollständiger Querschnittlähmung beobachtet man unmittelbar nach der Verletzung auslösbare sacrale Reflexe. Ihre Reaktion ist verzögert, sie verschwinden meistens nach 1–2 Tagen. Man nimmt an, daß diese Reflexe so lange erhalten bleiben, bis die verbliebene elektrische Erregbarkeit im isolierten Rückenmark geschwunden ist. Der Plantarreflex fehlt gewöhnlich von Anfang an, er kann zu dieser Zeit jedoch zurückkehren oder gelegentlich sogar normal sein. Das stellt aber kein verwertbares Zeichen für das Vorliegen oder den Schweregrad einer Rückenmarkverletzung dar.

Erfahrungsgemäß tritt eine reflektorische Peniserektion am häufigsten bei vollständigen Halsmarklähmungen auf. Sie wird aber heute nicht mehr als sicherer Beweis für eine vollständige Lähmung angesehen.

Nach Abklingen des spinalen Schocks erreichen afferente Impulse aus der Peripherie das isolierte Rückenmark, das hierdurch erregt wird. Das Rückenmark, dessen Verbindungen zu den Steuerungsfunktionen höher gelegener Zentren unterbrochen ist, reagiert mit gesteigerten Reflexen und spastischer Steigerung des Muskeltonus. Es kann auf sensible Reize hin sowohl zu übersteigerten Muskelkontraktionen als auch zur Ausbreitung nach aufwärts und abwärts am isolierten Rückenmark kommen. So kann beispielsweise die Reizung der Fußsohle (S 1) zum Zurückziehen des Fußes, zur Beugung der Hüfte (L 2) und selbst zu Streckbewegungen auf der Gegenseite führen.

Bei Verletzungen der Cauda equina (unterhalb L 1 – L 2) handelt es sich um eine Lähmung vom Typ unteres motorisches Neuron. Hierbei kehren die Reflexe nach Abklingen des spinalen Schocks nicht zurück. Außerdem kommt es bei Rückenmarkschäden in der Längsrichtung nach einem Infarkt oder einem erheblichen Längszug zu einer schlaffen Lähmung. Die Folge ist eine Unterbrechung der Reflexbögen innerhalb des Rückenmarkes in der Längsrichtung.

Bei Frischverletzten kann der Bulbocavernosusreflex oder der Analreflex einen Hinweis darauf geben, ob es sich um eine Lähmung vom Typ oberes oder unteres motorisches Neuron handelt. Die sacralen Reflexe lassen sich bei einer Lähmung vom Typ oberes motorisches Neuron auch dann oft noch auslösen, wenn alle übrigen Reflexe schon erloschen sind. Bei einer Lähmung vom Typ unteres motorisches Neuron ist das niemals möglich.

Besteht bei einer Querschnittlähmung eine Möglichkeit zur Rückbildung, zeigen sich die ersten Zeichen der Erholung sehr früh. Bei Patienten mit sofortiger vollständiger Lähmung bleibt dieser Zustand wahrscheinlich unverändert, wenn sich nicht innerhalb 24 Stunden Zeichen der Rückbildung einstellen. Es erscheint jedoch in diesen Fällen ratsam, einige Wochen abzuwarten, bevor man jegliche Hoffnung auf eine Rückbildung aufgibt. Unvollständige Lähmungen können sich etwas langsamer über einen längeren Zeitraum zurückbilden. Bei Lähmungen vom Typ unteres motorisches Neuron wartet man am besten 3–6 Wochen ab, bevor man die Hoffnung auf eine Rückbildung aufgibt. Dabei ergibt sich nämlich die Möglichkeit der Erholung geschädigter Nervenwurzeln, falls diese nicht vollständig durchtrennt sind. Die Rückbildung erfordert jedoch längere Zeit. Klinisches Bild und Ausmaß der knöchernen Verletzungen können einen Hinweis darauf geben, in welchem Umfang mit einer neurologischen Rückbildung gerechnet werden darf.

6.3. Komplikationen des Magen-Darm-Traktes

6.3.1. Paralytischer Ileus

Bei einem paralytischen Ileus handelt es sich um eine Atonie des Dünndarmes bei Fehlen der normalen Peristaltik. Das führt zu einer vermehrten Ansammlung von Flüssigkeit und Luft im Darm.

Die Ursache der Entstehung des paralytischen Ileus bei frischer Querschnittlähmung ist nicht bekannt. Er könnte durch die plötzliche Lähmung oder die nachfolgenden Stoffwechselveränderungen ausgelöst werden.

Das Krankheitsbild ist nach Rückenmarkverletzungen häufig und hält ungefähr eine Woche, mitunter aber mehrere Wochen an. Bei teilweisen Lähmungen kann es nur flüchtig auftreten. Es zeigt sich sowohl bei Lähmungen vom Typ oberes als auch vom Typ unteres motorisches Neuron.

Der Zeitpunkt der Entstehung des paralytischen Ileus kann unterschiedlich sein. Gewöhnlich trifft man das Bild bei Lähmungen am dorsolumbalen Übergang sofort an, während es bei Lähmungen im mittleren Brustmarkbereich mit einer Verzögerung bis zu 24 Std, bei Halsmarklähmungen sogar bis zu 48 Std auftreten kann. Es gibt bisher keine Erklärung für diese Zeitunterschiede.

Demgegenüber sind bei Halsmarklähmungen das Ausmaß und die Dauer des Ileus ausgeprägter und hier bei vollständigen Lähmungen wieder schwerer als bei teilweisen.

Der nicht diagnostizierte Ileus ist bei Halsmarklähmungen vielleicht die häufigste Todesursache innerhalb der ersten 48 Std nach der Verletzung, ausgelöst durch Aspiration von Erbrochenem. Die Patienten können dieses nicht genügend abhusten. Das kann zu einem plötzlichen Atemstillstand und zum Tode führen. Andererseits kann die zunehmende Überdehnung des Darmes Atemstörungen auslösen, da es hierdurch zu einem Zwerchfellhochstand mit eingeschränkter Beweglichkeit kommt.

Eine weniger dringliche Gefahr entsteht durch die nicht erkannte Ansammlung großer Mengen von Flüssigkeit und Elektrolyte im Darm, die zu einer relativen Austrocknung führen können, da diese ruhende Flüssigkeit dem Kreislauf entzogen wird. Sie muß unter allen Umständen über eine Magensonde abgesaugt werden, um die Überdehnung der Eingeweide und die Gefahr des Erbrechens zu vermeiden. Infusionen sind sowohl zum Flüssigkeitsersatz als auch zur Ernährung des Patienten unerläßlich, so lange die normale Darmfunktion ausfällt. Der Ileus ist dann beseitigt, wenn die Absonderung über die Magensonde abnimmt, Darmgeräusche hörbar werden und Winde oder Stuhl abgehen.

6.3.2. Akute Magenüberdehnung

Die Dünndarmatonie beim paralytischen Ileus ist von einer Magenatonie begleitet. Man findet eine außergewöhnliche Magenüberdehnung, auslösende Ursache ist die Fortsetzung einer oralen Ernährung trotz bestehendem paralytischem Ileus. Das führt leicht zu Erbrechen, das unstillbar sein kann. Gleichzeitig wird hierdurch ein vermehrter Druck auf das Zwerchfell ausgeübt. Eine akute Magenüberdehnung kann sich schleichend auch ohne paralytischen Ileus, aber auch bei einem anderen Ileus entwickeln. Eine zunehmende Absonderung von Mageninhalt oder ein akuter Blähbauch können Hinweise darauf sein. Es kann zu akuter Kurzatmigkeit oder hypoxischem Atemstillstand kommen. Röntgenologisch zeigt sich eine mächtige Erweiterung des Magenschattens. Die Behandlung besteht in Absaugung des Magens über eine nasal eingelegte Magensonde und intravenösem Flüssigkeitsersatz.

6.3.3. Akutes peptisches Magengeschwür

Bei 3 – 5% der frischen Rückenmarkverletzungen kommt es zur Ausbildung eines akuten peptischen Magengeschwüres. Meistens ist eine plötzliche Blutung aus dem Magen-Darm-Kanal das erste Zeichen. Gewöhnlich stellt sie sich überraschend 7 – 10 Tage nach der Verletzung ein. Solche akuten peptischen Magengeschwüre treten besonders häufig nach schweren Rückenmarkverletzungen, nach Operationen bei Querschnittgelähmten in der Akutphase oder bei Mehrfachverletzten auf. Man nimmt an, daß diese akuten Geschwüre im Magen oder Dünndarm durch eine endogene Ausschüttung von Steroiden nach dem Unfall hervorgerufen werden. Seltener kommt es zu einer Geschwürsperforation. Bei Querschnittgelähmten ist die Diagnose schwierig. Ein unerklärlicher Schulterschmerz (Leitung ausstrahlender Schmerzen durch den erhaltenen Zwerchfellnerven) kann ein Hinweis darauf sein. Röntgenologisch kann sich eine Luftsichel unter dem Zwerchfell darstellen.

Wenn es möglich ist, sollte die Blutung konservativ behandelt werden. Hierzu eignen sich Bluttransfusionen, Absaugung des Magens und intravenöser Flüssigkeitsersatz. Hält die Blutung an, kann eine Notoperation, beispielsweise eine Gastrektomie, erforderlich werden.

Häufig finden sich beim üblichen Absaugen wegen eines paralytischen Ileus kleine Blutbeimengungen. Man kann dabei nicht sicher unterscheiden, ob es sich um eine Irritation der Schleimhaut durch die Sonde oder um ein oberflächliches Magengeschwür handelt. Die Behandlung erfolgt mit häufigen kleinen Dosen von Säurehemmern.

6.3.4. Darmverschluß

Als häufigste Ursache eines Darmverschlusses bei Querschnittgelähmten kommen Verwachsungen nach Operationen wegen zusätzlicher Verletzungen vor.

Gelegentlich beobachtet man in den ersten Monaten nach der Rückenmarkverletzung einen geringfügigen subakuten Darmverschluß auch dann, wenn keine Operation im Bauchraum vorausgegangen ist. Hierbei handelt es sich wahrscheinlich eher um eine Bewegungsstörung oder einen funktionellen Verschluß, als um ein mechanisches Hindernis. Die Ursache kann eine gewisse Stuhleinklemmung in einem bewegungsträgen Darm sein. Meistens tritt das zu verschiedenen Zeiten bei hohen Halsmarklähmungen auf. Es kommt aber auch nach Ablauf von einigen Monaten ohne irgendeinen besonderen Anlaß vor. Erkennbare Zeichen sind Erbrechen, Blähbauch und verstärkte Darmgeräusche. Röntgenologisch zeigt sich eine Überdehnung mit Flüssigkeitsspiegeln.

Intensive konservative Behandlung mit Absaugung, intravenöser Behandlung und selbst mit öligen Einläufen ist angezeigt. Operationen sollten in diesen Fällen nicht durchgeführt werden, da das Zustandsbild sich innerhalb von 24 – 48 Std zurückbildet.

6.3.5. Akuter Bauch

Der akute Bauch – das akute Abdomen – ist bei Querschnittgelähmten schwierig zu diagnostizieren, unabhängig davon, ob er beim Frischverletzten durch eine Begleitverletzung oder durch eine Perforation oder sekundär durch eine Entzündung im Bauchraum verursacht wird.

Bei frischen Querschnittgelähmten muß eine intraabdominelle Blutung vermutet werden, wenn eine Pulsbeschleunigung vorliegt und die Zeichen des Schockzustandes stärker ausgeprägt sind als man sie bei einem ausschließlichen spinalen Schock erwarten würde. Röntgenaufnahmen können freie Flüssigkeit oder Luftansammlungen in der Bauchhöhle aufdecken. Die Bestätigung kann durch eine Lavage (Paracentese) erfolgen. Kontrastdarstellungen können bei der Diagnose von Eingeweiderupturen (Milz, Niere, Blase) hilfreich sein. Gewöhnlich fehlen Schmerzangaben. Hinweise können sich aus der Angabe über Schulterschmerzen ergeben. Während des Stadiums des spinalen Schocks fehlt die vermehrte Bauchdeckenspannung.

Erkrankungen innerhalb des Bauchraumes, z. B. Blinddarmentzündung oder akute Pyelonephritis, bereiten in der Diagnostik bei Querschnittgelähmten große Schwierigkeiten. Die Symptome werden falsch angegeben oder falsch zugeordnet. Eine Spastik der Bauchmuskulatur erschwert die Untersuchung des Bauchraumes. Gelegentlich klagen Patienten über ungewohnte Sensationen oder eine vermehrte Spannung in der Bauchhöhle. Eine verstärkte Spastik, insbesondere wenn sie durch die Untersuchung des erkrankten Bereiches ausgelöst wird, kann als verdächtiger Hinweis dienen. Eine fortlaufende Registrierung klinischer Zeichen, wie Temperatur, Puls, Atmung und Blutdruck, ist notwendig. Rectale oder bimanuelle Untersuchungen können eine weitere Hilfe sein. Regelmäßige Blut- und Urinuntersuchungen sind fortlaufend notwendig. Eine erhöhte Aufmerksamkeit ist erforderlich; nur eine regelmäßige Überwachung führt oft zur richtigen Diagnose bei diesen Erkrankungen. Probelaparotomien dürften sehr selten angezeigt sein.

6.4. Behandlung der Atmung bei frischen Halsmarklähmungen

Halsmarklähmungen führen zur Lähmung der Intercostalmuskulatur. Die Zwerchfellfunktion bleibt meistens erhalten, da gewöhnlich die Innervation des Diaphragmas aus Bereichen oberhalb der Rückenmarkschädigung (C 4) erfolgt. Bei Gesunden hat die Intercostalmuskulatur zu über 60% Anteil an dem wirksamen Gasaustausch in der Lunge. Der Halsmarkgelähmte benötigt längere Zeit, bis er eine Technik der Zwerchfellatmung mit wirksamer Kompensation der Ausfälle, möglicherweise auch eine reflektorische Funktion der Intercostalmuskulatur, entwickeln kann. In dieser Anpassungsphase muß die Atmung fortlaufend registriert werden, um Zeichen einer Minderbelüftung rechtzeitig zu erkennen. Liegt die Rückenmarkverletzung oberhalb C 4, ist die Zwerchfellatmung entweder eingeschränkt oder ganz aufgehoben. Dann ist sofortige künstliche Beatmung notwendig.

Bei bewußtlosen Querschnittgelähmten läßt sich die Beteiligung des Halsmarkes sofort an einer paradoxen Atmung erkennen.

6.4.1. Minderbelüftung

Eine zusätzliche Einschränkung der Lungenbelüftung kann durch Begleitverletzungen des Brustkorbes oder durch vorbestehende Lungenerkrankungen bedingt sein. Durch das sofortige Einlegen einer Magensonde kann die Gefahr des Erbrechens verringert und damit der Aspirationspneumonie und dem Lungenversagen vorgebeugt werden. Die Magensonde erfüllt dadurch eine weitere Aufgabe, daß sie die Darmblähung beseitigt, die sonst zur zusätzlichen Funktionseinschränkung des Zwerchfells führen würde. Werden diese Vorsichtsmaßnahmen unterlassen, so kann eine Minderbelüftung der Lungen übersehen werden. Es kommt dann durch überhöhten Kohlensäuregehalt des Blutes zum Atemstillstand.

Eine strenge Flüssigkeitsbilanzierung verhindert ein Lungenödem als Folge zu hoher Flüssigkeitszufuhr. In den ersten Tagen nach der Verletzung besteht bei den Patienten eine Tendenz zur Retention von Salzen und Wasser. Wird das nicht beachtet, kann es zu Überinfusionen kommen.

Als Folge der Lähmung der Intercostal- und Bauchmuskulatur ist der Hustenreflex erheblich geschwächt. Das kann zu unzureichendem Abhusten von Schleim und Sekreten, damit zur Infektion und zur Atelektase der Lunge führen. Die schon bestehende Minderbelüftung wird nun ihrerseits wieder verstärkt. Intensive krankengymnastische Atemtherapie, Lagewechsel und Hilfen beim Abhusten stellen eine wirksame Behandlung dar. Falls notwendig, muß eine antibiotische Behandlung erfolgen.

Bei verschiedenen Reizen im Bereich der Atemwege, z. B. bei der Intubation oder bei einem plötzlichen Bronchusverschluß durch einen Schleimpfropf, kann es unerwartet zu einem akuten Atemstillstand kommen. Man nimmt an, daß es sich hierbei um vasovagale Reflexe handelt, da solche Ereignisse durch vorherige Gabe von Atropin verhindert werden können.

Mit einem Spirometer lassen sich Ein- und Ausatemluft sowie die Vitalkapazität leicht bestimmen. Erfahrungsgemäß reicht ein Atemvolumen von 200 ml und eine Vitalkapazität von 800 ml unter Ruhebedingungen für einen Tetraplegiker aus, sofern nicht irgendwelche Komplikationen bestehen.

Bei der Blutgasanalyse ist folgendes zu berücksichtigen. Der Verlauf der Sauerstoffdissoziationskurve zeigt ein Absinken der arteriellen Sauerstoffsättigung unter 90% erst an, wenn die Sauerstoffspannung in den Alveolen bereits auf unter 60 mm Hg abgesunken ist. Das bedeutet schon eine Belüftungseinschränkung um fast die Hälfte. Eine Sauerstoffspannung von 60 mm Hg entspricht der maximalen physikalischen Kapazität bei einem stabilisierten Tetraplegiker, wenn keine Komplikationen bestehen. Ein besserer Parameter für die Atemfunktion ist die Kohlensäure-Spannung. Ihre regelmäßige Bestimmung ist für die Überwachung des Patienten besonders hilfreich. Bei einem Tetraplegiker ist normalerweise ein pCO_2-Wert von weniger als 45 – 50 mm Hg als ausreichend anzusehen. Die Bicarbonat-Konzentration im Plasma zeigt die Ausgeglichenheit des Gasaustausches und den respiratorischen Anteil beim Ausgleich des Säure-Basen-Gleichgewichtes an.

6.4.2. Tracheotomie

Einige Patienten bedürfen wegen der Zwerchfellähmung oder schwerer Brustkorbverletzungen zur Erhaltung des Lebens unbedingt der assistierten Beatmung. Bei den meisten Tetraplegikern ist die Atemfunktion unter Ruhebedingungen ausreichend. Trotzdem kann beim Auftreten von Lungenverdichtungen, Lungenödem oder Lungenkollaps eine Intubation oder eine Tracheotomie notwendig werden.

Bei einigen Patienten mit vorbestehenden Lungenerkrankungen, z. B. Emphysem oder chronische Bronchitis, besteht schon vor der Verletzung eine nur geringe respiratorische Reserve. Durch die zusätzlichen Belastungen aufgrund der Lähmung der Intercostalmuskulatur werden sie zu Kandidaten für eine Tracheotomie.

Nach Anlegen eines Tracheostomas kann man durch geeignetes Anfeuchten der Einatmungsluft eine trockene Tracheobronchitis und die Bildung von zähem Sputum verhindern. Der Bekämpfung der Sputumretention dient die endotracheale und endobronchiale Absaugung. Um Schleimhautschäden, insbesondere im Bereich der respiratorischen Schleimhaut, und damit Eintrittspforten für die Infektion zu vermeiden, muß die Absaugung schonend erfolgen.

Um Schleimpfröpfe, die Ursache einer Atelektase sind, zu entfernen, kann eine Bronchoskopie notwendig sein. Bei ihrer Durchführung müssen alle Voraussetzungen geschaffen werden, Zerreißungen im Bereich der Wirbelsäulenverletzung zu vermeiden.

6.5. Behandlung der Stoffwechselstörungen

Bei akuten traumatischen Halsmarklähmungen können einige Störungen auftreten, die den Wasser- und Elektrolytstoffwechsel belasten.

Eine respiratorische Acidose kann eine Folge der Minderbelüftung der Lungen und der Kohlensäureretention sein. Die Verwendung einer Magensonde kann durch den Verlust der Salzsäure des Magens zu einer Alkalose führen. Die Acidose kann den durch die Absaugung entstehenden Verlust von Dünndarmsekret oder die Folgen von Sequesterbildungen im Darm verstärken.

In der posttraumatischen Phase kommt es leicht zu einem Anstieg des Natriums, möglicherweise als Folge der gesteigerten Aktivität der Mineralocorticoide. Die Infusion von Natriumchloridlösungen kann daher ein Lungenödem auslösen. Die vermehrte Zufuhr von Chloriden belastet das Puffersystem. In solchen Fällen muß eine Steigerung der Diurese mit 20%igem Mannit herbeigeführt werden, da die Überfusion für den akuten Tetraplegiker, dessen Atemfunktion ohnehin schon stark gefährdet ist, eine zusätzliche große Gefahr darstellt.

Kalium wird vermehrt im Urin ausgeschieden. Auch hier ist die Ursache die Aktivität der Mineralocorticoide. Die Verluste können sehr hoch sein, und es bedarf einer intensiven Therapie, um sie auszugleichen. Hierbei können bis zu 300 mÄq in Infusionen innerhalb 24 Std erforderlich sein. Steht in der Akutphase nicht genügend Kalium zur Verfügung, dann kommt es zu einer verzögerten Erholung der Funktion der glatten Muskulatur, folglich dauert auch der paralytische Ileus länger an. Außerdem kann es zu Herzrhythmusstörungen kommen.

Die Flüssigkeits- und Elektrolytbehandlung hat das Ziel, die Verluste aus Magen und Darm, über den Urin und die insensiblen Verluste abzudecken oder zu ersetzen. Benutzt man hierzu physiologische Elektrolyt-Ersatzlösungen, Dextrose und wäßrige Lösungen, so kommt es nur zu einer minimalen Belastung der Nieren. Die tägliche Urinausscheidung sollte 2 – 3 Liter betragen. Innerhalb der ersten 10 Tage nach der Verletzung muß sie genau überwacht und die Flüssigkeitstherapie darauf abgestimmt werden.

Durchschnittlich benötigt ein Patient 1.500 – 2.000 Cal pro Tag. Ist die Calorienzufuhr unzureichend, kommt es in den ersten Tagen zu einer schnellen Entleerung der Glykogenspeicher. Daraus entwickelt sich eine negative Stickstoffbilanz und eine Hunger-Ketonämie. Dieser Zustand, in Verbindung mit einer metabolischen Acidose, erfordert eine Behandlung mit Bicarbonat-Infusionen, damit das Puffersystem wiederhergestellt wird. Die Calorienzufuhr kann in verschiedener Weise intravenös erfolgen. Fructose über 5% verursacht seltener Thrombophlebitiden als Glucose und wird auch leichter metabolisiert. Äthylalkohol ist eine gute Calorienquelle, er wirkt leicht sedierend und richtet sich wegen seiner gefäßerweiternden Wirkung gegen Thrombophlebitiden. Insulin kann verwendet werden, um den Kohlenhydratstoffwechsel anzuregen und die celluläre Aufnahme von Kalium und Aminosäuren zu fördern. Einfache Zucker wie Fructose und Sorbit regen die endogene Insulinausscheidung nicht so gut an wie eine normale Kost.

Synthetische Aminosäuren können zur Schonung von körpereigenem Eiweiß verabreicht werden. Voraussetzung ist eine ausreichende Calorienzufuhr, um diese synthetischen Aminosäuren nutzbar zu machen. Die Zufuhr dieser Ersatzlösungen mit den Zusätzen ermöglicht die Erhaltung des Flüssigkeits-, Elektrolyt- und Säure-Basen-Gleichgewichtes, vermeidet oder beseitigt eine Hunger-Ketonämie, stellt die benötigten energiereichen Substanzen für die Ausheilung der Gewebeschäden bereit und verwandelt die negative Stickstoffbilanz in eine positive.

6.6. Komplikationen des Venensystems

6.6.1. Tiefe Venenthrombose

Klinisch entspricht die Häufigkeit der Thrombosen den Werten bei nicht gelähmten Patienten in einem postoperativen chirurgischen Krankengut. Erfolgt die Untersuchung durch eine Venographie, liegt die Häufigkeit wesentlich höher.

Drei wesentliche Faktoren beeinflussen die Entstehung der Thrombosen bei Querschnittgelähmten:
1. Durch den Verlust der Muskelpumpe kommt es zu einer erheblichen Stase im Venensystem.
2. Örtliche Verletzungen in den gelähmten Beinen führen zur Verletzung der Beinvenen. Das wird durch den ständigen Kontakt der Oberschenkel und Waden mit dem Bett begünstigt.
3. Die langdauernde Immobilisation.

Darüber hinaus ist der Blutdruck, besonders bei den hohen Verletzungen, etwas erniedrigt. Dieses wird jedoch zum Teil durch den erniedrigten peripheren Gefäßwiderstand als Folge der Vasomotorenlähmung wieder ausgeglichen.

Der Patient gibt keine Schmerzen an. Es kommt zu einer Schwellung des betroffenen Beines mit örtlicher Rötung und Flüssigkeitsansammlung, sowie zu einem allgemeinen geringen Temperaturanstieg. Spielt sich die Thrombose in der unteren Hohlvene ab, treten die genannten Zeichen an beiden Beinen auf. Bei einer Lähmung vom Typ oberes motorisches Neuron kann die Spastik, insbesondere am betroffenen Bein, zunehmen. Spezielle Untersuchungsmethoden sind im allgemeinen nicht notwendig, doch kann eine Venographie Auskunft über den Sitz der Thrombose geben, wenn diese Untersuchung als notwendig erachtet wird. Ultraschall- und Isotopenuntersuchungen können ebenfalls durchgeführt werden.

Die Gefahr der Entstehung von Venenthrombosen kann durch passive Bewegungsübungen der unteren Gliedmaßen im vollen Bewegungsausmaß zweimal täglich gemindert werden. Der Effekt liegt in der hierdurch bewirkten Venendrainage. Bei manifester Venenthrombose kann ein Versuch mit Beinhochlagerung, Bettruhe und elastischen Binden gemacht werden. Letztere bergen aber, wenn sie nicht kunstgerecht angewickelt und überwacht werden, in sich die Gefahr der Entstehung zirkulärer Druckgeschwüre. Bei Patienten mit Dauerkatheter ist die Verwendung von Anticoagulantien nicht ohne Risiko. Der Einsatz orientiert sich an der Schwere des Krankheitsbildes. Einige Zentren benutzen sie zur Prophylaxe bei allen Frischverletzten.

6.6.2. Lungenembolie

Sie bedeutet eine gefährliche Komplikation der tiefen Venenthrombosen und ist eine der Ursachen des plötzlichen Todes in den ersten Wochen nach der Verletzung. Glücklicherweise ist sie als schwere klinische Erkrankung selten. Kleine Lungenembolien können unbemerkt verlaufen. Bei den tödlich ausgehenden Fällen handelt es sich meistens um große Embolien, die häufig beidseitig auftreten.

Beim Querschnittgelähmten kann das erste Zeichen eine plötzlich einsetzende Verschlechterung der Atmung sein, gleichzeitig kommt es zur Pulsbeschleunigung, zu hohem Fieber und schnellen, kurzen Atemzügen. Bei hohen Lähmungen werden Schmerzen nicht angegeben.

Röntgenaufnahmen der Lungen können bei großen Infarkten hilfreich sein. Sie können eine weiche Verschattung, seltener einen geringen Pleuraerguß zeigen. Im EKG kann eine Rechtsherzüberlastung erkennbar sein. Auskultatorisch können Reibegeräusche bestehen. Verlaufsuntersuchungen der Lungen mit Radioisotopen sind nützlich, falls sie möglich sind, um die Diagnose zu sichern und den weiteren Ablauf zu überwachen.

Im allgemeinen ist eine sofortige Behandlung mit Anticoagulantien ausreichend, um die Krankheit zu beherrschen.

6.6.3. Lagerungsbedingte Ödeme

Durch den Verlust der unterstützenden Muskelpumpe zur Venendrainage kann es bei Querschnittgelähmten zu abhängigen Ödembildungen an den unteren Gliedmaßen kommen. Solche Ödeme finden sich häufiger und in stärkerer Ausprägung bei schlaffen Lähmungen vom Typ unteres motorisches Neuron. Bei Lähmungen vom Typ oberes motorisches Neuron ist die Muskelpumpe durch die vorliegende Spastik zum Teil noch erhalten. Der Zustand findet sich wegen der Insuffizienz der Venenklappen häufiger bei älteren Patienten.

Meistens taucht dieses Problem dann auf, wenn die Patienten nach Abheilen des Wirbelbruches beginnen, zur Übungsbehandlung das Bett zu verlassen. Für wenige Wochen besteht eine lokale Stauung, wenn der Patient im Rollstuhl sitzt. Es kommt dann zu einer Zunahme des lokalen Muskel- und Gefäßmuskeltonus, und die Ödembildung wird weniger belästigend. Zur Behandlung reichen Beinhochlagerung und/oder die Verwendung elastischer Strümpfe meistens aus. Differentialdiagnostisch sind in Erwägung zu ziehen: Herzfunktionsstörungen, tiefe Venenthrombosen, paraarticuläre Knochenneubildungen und Spätfrakturen der unteren Gliedmaßen. Unter Hochlagerung verschwinden die abhängigen Ödeme über Nacht. Das trifft für andere Krankheitszustände nicht zu.

7. Die neurogene Blase

Vor dem Zweiten Weltkrieg starben die meisten Querschnittgelähmten innerhalb weniger Jahre nach ihrer Verletzung, meistens durch Erkrankungen der Nieren. Seit dieser Zeit ist die Lebenserwartung als Folge der verbesserten Behandlung der Harnwege fast normal. Weniger als die Hälfte sterben an den Folgen einer Nierenerkrankung.

7.1. Die gesunde Blase

7.1.1. Anatomie

Die Blasenmuskulatur besteht aus einem Geflecht glatter Muskeln, die nicht in einzelne Schichten unterteilt werden können. Die Fasern sind so angeordnet, daß es bei einer Kontraktion des M. detrusor vesicae gleichzeitig zu einer Eröffnung des Blasenhalses kommt, hervorgerufen durch Zug der Muskelfasern, die beim Mann am Prostataanteil der Harnröhre und bei der Frau an der ganzen Harnröhre ansetzen. Wenn der Blasenhals eröffnet ist, werden die Harnleiter nach fußwärts gezogen und helfen dergestalt, einen vesicoureteralen Reflux zu vermeiden.

Ein innerer Blasenschließmuskel konnte anatomisch nicht nachgewiesen werden. Der Blasenverschluß wird bei der Frau durch den inneren Spannungszustand der glatten Muskulatur und der fibroelastischen Gewebe der Harnröhre, beim Mann durch den Prostataanteil der Harnröhre gewährleistet.

Beim Mann besteht ein echter äußerer Schließmuskel der Urethra, der aus der quergestreiften Muskulatur des Beckenbodens gebildet wird. Bei der Frau ist er nicht nachweisbar, doch gibt es quergestreifte Muskulatur zumindest an der vorderen Oberfläche der Urethra. Die Diskussion, ob diese Muskulatur als äußerer Schließmuskel wirkt, ist noch nicht abgeschlossen.

7.1.2. Neuroanatomie

Die reflektorische Kontrolle der Blasenentleerung erfolgt über die Sacralsegmente S 2 – 4 des Rückenmarkes. Parasympathische Fasern verlassen diesen Bereich des N. pelvicus (Nn. erigentes) und gelangen zur Blase, wo sie umgeschaltet werden. Motorische Fasern kommen als N. pudendus aus den gleichen Segmenten und versorgen die Dammuskulatur einschließlich des äußeren Schließmuskels. Hinsichtlich des Blasenverschlusses spielen diese peripheren Nerven keine Rolle. Ihre Aufgabe scheint es vielmehr zu sein, während der Blasenentleerung den Urinfluß willkürlich zu unterbrechen. Die sympathischen Nervenfasern verlaufen aus den Rückenmarksegmenten T 11 – 12 durch den Grenzstrang zum N. hypogastricus und mit ihm zur Blase, Prostata, zu den Samenblasen und zum körpernahen Anteil der Harnröhre. Die Rolle der sympathischen Nervenfasern bei der Blasenentleerung ist noch nicht ganz geklärt, obwohl sensible Nervenfasern nachgewiesen sind, die innerhalb sympathischer Nerven von der Blase her aufsteigen.

7.1.3. Physiologie

Wenn die Blase gefüllt ist (etwa 400 ml), werden sensible Nervenfasern der sympathischen, parasympathischen und peripheren Nerven gereizt und leiten die Impulse zum Blasenzentrum im Rückenmark. Das Füllungsgefühl und das Harndrangempfinden werden über die Hinterhörner des Rückenmarkes zum Hirn geleitet. Die Kontrolle durch das Hirn bewirkt die Hemmung der reflektorischen Blasenentleerung.

Sobald die Hemmfunktion in der Hirnrinde aufgehoben ist, verlaufen motorische Impulse über den absteigenden Tractus corticospinalis nach abwärts und gelangen über die parasympathischen Nerven zur Blase. Hierdurch wird der Spannungszustand des M. detrusor erhöht, es kommt zu einer Verkürzung des Blasentrigonums mit einem Verschluß der Uretermündungen und einer Eröffnung der inneren Harnröhrenmündung in der Blase. Gleichzeitig wird willkürlich eine Erschlaffung des Beckenbodens sowie eine Anspannung der Bauchdeckenmuskulatur und des Zwerchfells ausgelöst. Die Blase kann sich entleeren. Falls es notwendig erscheint, kann der Urinfluß willkürlich unterbrochen werden, indem die Beckenbodenmuskulatur angespannt wird.

7.2. Die gelähmte Blase

Man spricht von einer gelähmten oder neurogenen Blase, wenn sich deren Funktionsfähigkeit durch eine Beeinträchtigung der Nervenversorgung irgendwie verändert hat. Die Auswirkung einer Rückenmarkschädigung auf die Blasenfunktion ist von drei Komponenten abhängig: dem zeitlichen Abstand vom schädigenden Ereignis, der Höhe und dem Ausmaß der Rückenmarkschädigung. Während des *spinalen Schocks* wirkt sich der reflexlose, schlaffe Zustand unterhalb des Rückenmarkschadens auch auf die Blase aus. Es entwickelt sich eine akute Harnverhaltung mit einer Überlauf-Inkontinenz. Die Entleerung muß mit einem Katheter erfolgen. Bei einer *Lähmung vom Typ oberes motorisches Neuron* kehrt die Reflexaktivität nach Überwindung des spinalen Schocks zurück. Liegt die Schädigung oberhalb des Conus des Rückenmarkes, so sind die spinalen Blasenentleerungsreflexbögen unverletzt. Es entwickelt sich eine automatische Blase. Die Blase entleert sich unwillkürlich, sobald sie einen gewissen Füllungszustand erreicht hat. Die Blasenkapazität kann gegenüber dem Gesunden vermindert sein, doch wird ein dem Füllungszustand gemäßer guter Entleerungsdruck entwickelt. Blasenfüllung und Harndrang werden nicht verspürt.

Bei *Lähmungen vom Typ unteres motorisches Neuron* sind die spinalen Reflexbögen für die Blasenentleerung unterbrochen, es entwickelt sich eine autonome Blase. Die Blasenfunktion wird von der Dehnung der Blasenmuskulatur gesteuert, die reflektorischen Vorgänge spielen sich in den Muskelfasern der Blasenwand ab, sie sind also von der Blasenwand selbst abhängig. Das Wesen dieser Form der Blasenlähmung ist gekennzeichnet durch einen ständigen linearen Anstieg des Blaseninnendruckes während der Füllung bis zum Erreichen des maximalen Fassungsvermögens. Der Urin kann dann nach Überwindung der Schließmuskelspannung entleert werden, es besteht eine Überlauf-Inkontinenz.

Bei *Mischtypen* mit anteiliger Lähmung vom Typ oberes und unteres motorisches Neuron, beispielsweise bei Lähmungen im Cauda-equina- oder im Conus-Bereich, kann eine schlaffe Lähmung des Blasenmuskels (unteres motorisches Neuron) und dennoch eine erhöhte Spastik des Schließmuskels (oberes motorisches Neuron) vorliegen. Ebenso kommen umgekehrte Lähmungsbilder vor.

Bei teilweisen Lähmungen gibt es weitere Mischtypen, bei denen eine gewisse Blasenkontrolle besteht, die aber von den Reflexmechanismen überspielt wird. Es kommt dann zu einer vorzeitigen Blasenentleerung. Man beobachtet solche Bilder gewöhnlich bei zentralen Marksyndromen oder bei Brown-Séquardscher Halbseitenlähmung.

7.3. Blasentraining

7.3.1. Untersuchung

Vor Beginn des Blasentrainings nach Abklingen des spinalen Schocks sollten verschiedene Untersuchungen durchgeführt werden, um einen Überblick über den vorliegenden Blasentyp zu erhalten. Der Bulbocavernosus- und der Analreflex geben Auskunft über die Funktion der motorischen Nerven am Beckenboden. Die Auslösung des Bulbocavernosusreflex erfolgt durch rasches Kneifen der Glans penis oder Beklopfen der Clitoris, während der untersuchende Finger rectal eingeführt ist. Normalerweise kommt es dabei zu einer Kontraktion des Afterschließmuskels. Beim Analreflex wird die Dammhaut durch Kratzen gereizt, es erfolgt dann normalerweise ebenfalls eine Anspannung des Afterschließmuskels.

Die autonome Nervenversorgung des M. detrusor kann mit dem Eiswassertest überprüft werden. Über einen eingelegten geöffneten Katheter werden 50 ml steriles Eiswasser in die Blase gegeben. Ist der Test positiv, werden Eiswasser und Katheter sofort aus der Blase ausgestoßen.

Diese Reflexe kehren bei Lähmungen vom Typ oberes motorisches Neuron sehr bald zurück. Fehlen sie noch nach Abklingen des spinalen Schocks, ergibt sich daraus der Nachweis einer Blasenlähmung vom Typ unteres motorisches Neuron. Die Cystometrographie ist eine gute Methode zur Untersuchung des vorliegenden Typs der Blasenlähmung und zur Ermittlung der Blasenkapazität. Mit einem einfachen Wassermanometer kann man kurvenmäßig Blasenvolumen und Blaseninnendruck aufzeichnen und miteinander vergleichen. Verwendet man eine Lösung von Zimmertemperatur und eine Tropfinfusion zur Füllung, erzielt man genaue Kurven über die Blasenkapazität und die Muskelkontraktionen zur Blasenentleerung. Bei einer gesunden Blase steigt der Blaseninnendruck stetig an, der Blasendrang wird erstmalig bei einer Füllung mit 200 ml verspürt, Blasenentleerungskontraktionen (Druckwert 40 mm H_2O) beginnen bei einem Füllungsstand von etwa 400 ml. Bei einer Lähmung vom Typ oberes motorisches Neuron steigt der Blaseninnendruck mehr plötzlich an. Während der Füllung kommt es schon zu Blasenentleerungskontraktionen. Schließlich führt ein plötzlicher hoher Anstieg der Blasenentleerungskontraktionen zur Blasenentleerung. Bei Lähmungen vom Typ unteres motorisches Neuron erhöht sich der Blaseninnendruck nur sehr langsam, Kontraktionen der Blase werden nicht beobachtet, gewöhnlich erfolgt die Blasenentleerung durch Überlaufen. Bei Mischblasen zeigen sich Kombinationen der beschriebenen Verläufe.

Intravenöse Ausscheidungsurogramme werden routinemäßig angefertigt, um Ausgangswerte zu erhalten und um das harnableitende und harnsammelnde System darzustellen. Harnstoff und Kreatinin im Serum dienen der Verlaufsbeobachtung der Nierenfunktion.

Mit einem Ausscheidungscystogramm oder durch Einführen von Kontrastmittel in die Blase kann man die Harnröhre (Urethrogramm) und die Blase (Cystogramm) darstellen. Hierdurch kann man Divertikel usw., die Blasenkapazität und das Vorliegen eines vesicoureteralen Refluxes erkennen.

Mit der Cystoskopie ist eine Beurteilung der Blasenschleimhaut, der Ureter und des Blasenhalses möglich. Sie kann ferner zur Erkennung und Beseitigung von Blasensteinen angewandt werden.

7.3.2. Die Blasenbehandlung in der Akut- und Frühphase

Vier Ziele bestimmen die Blasenbehandlung:
1. Katheterfreier Zustand,
2. Konsequente vollständige Blasenentleerung,
3. Steriler Urin,
4. Erhaltung der Kontinenz des Patienten.

Während des spinalen Schocks kommt es zu keinerlei Detrusor-Kontraktionen. In dieser Zeit sollte der Detrusor dadurch stimuliert werden, daß sich die Blase zwischenzeitlich vollkommen füllen kann. Bei Patienten mit einem offenen Dauerkatheter kann dieser 2mal täglich für jeweils 2 Std abgestöpselt werden. Bei diesen Patienten kann aber auch 2mal täglich mit einer antiseptischen Blasenspülflüssigkeit eine Blasendehnung vorgenommen werden. Zur Erhaltung der Blasenkapazität kann die Tidal-Drainage verwendet werden.

Als Alternative dient das intermittierende Katheterisieren. Zunächst wird 6mal innerhalb von 24 Std katheterisiert. Die Flüssigkeitszufuhr muß strikt auf 150 – 200 ml pro Stunde begrenzt und registriert werden. Beginnt der Patient mit einer erfolgreichen Blasenentleerung, kann das Katheterisieren reduziert werden. Mit dieser Methode kann mit einem hohen Anteil von Patienten, die katheterfrei sind und einen sterilen Urin haben, gerechnet werden. Bei Patienten, die intermittierend katheterisiert werden, kann man davon ausgehen, daß die Detrusortätigkeit nach etwa 1 – 3 Monaten wieder eintritt. Bei Patienten, die mit Dauerkatheter behandelt wurden, liegt diese Zeitspanne bei 3 – 6 Monaten.

7.3.3. Blasenlähmung vom Typ oberes motorisches Neuron

Bei dieser Blasenlähmung kann das Detrusor-Training bei Verwendung eines Dauerkatheters dadurch intensiviert werden, daß der Katheter am Tage für jeweils 2 Std abgestöpselt wird, während er im Verlaufe der Nacht geöffnet bleibt. Während dieser Zeit lernt der Patient die Beziehungen zwischen Flüssigkeitsaufnahme und Flüssigkeitsausscheidung kennen. Dadurch lernt er, das aufgehobene Gefühl für den Harndrang durch einen Zeitplan für die Blasenentleerung zu ersetzen. Nach der Entfernung des Dauerkatheters muß bei diesem Blasentyp eine Stimulation der Blase erfolgen, damit der Detrusor-Reflex ausgelöst wird, um die Blase ausreichend zu entleeren. Die spontan durch die Blasenfüllung ausgelösten reflektorischen Kontraktionen reichen gewöhnlich nicht aus, eine vollständige Blasenentleerung herbeizuführen. Der Querschnittgelähmte findet einen „Reizpunkt" (trigger point), bei dessen Reizung er die Blasenkontraktionen zur Entleerung verstärken kann. Auf diese Weise lernt er, während seines weiteren Lebens die Blase mindestens alle 4 Std zu entleeren. Vergißt er das und entleert sich die Blase selbst reflektorisch ungenügend, kommt es zu einer Blasenüberdehnung, und die vollständige Entleerung wird wesentlich schwieriger. Der Restharn bildet eine ideale Voraussetzung für das Angehen einer Infektion, und es kann schließlich zu einer Pyelonephritis kommen.

Eine medikamentöse Unterstützung des Detrusor-Trainings ist möglich. Medikamente, die die parasympathischen Nerven anregen, können zur Verstärung der reflektorischen Blasenkontraktion angewendet werden. Carbachol = Doryl ist das beste Medikament dieser Gruppe, Urocholin ist zwar weniger wirksam, ruft jedoch weniger Nebenwirkungen im Sinne einer Überfunktion des Parasympathicus hervor. Bei Spastik des Detrusors, die ganz erheblich sein kann, kann ein Versuch mit Probanthin = Propanthelin gemacht werden. Es ist bei der Behandlung der autonomen Hyperreflexie ebenfalls sinnvoll.

7.3.4. Blasenlähmung vom Typ unteres motorisches Neuron

Die Behandlung dieser Art der Blasenlähmung beginnt bei Verwendung eines Dauerkatheters gewöhnlich mit dem Abstöpseln des Katheters für jeweils 2 Std, um den Muskeltonus und die Blasenkapazität zu erhalten.

Obwohl bei Lähmungen vom Typ unteres motorisches Neuron die Blase von der nervösen Versorgung vollkommen abgeschnitten ist, besteht doch eine gewisse eigenständige Kontraktionsfähigkeit durch das intramurale Nervengeflecht. So lange eine chronische Überdehnung über lange Zeiträume vermieden wird, kann diese autonome Kontraktionsfähigkeit für die Blasenentleerung genutzt werden. Dabei ist die Überwachung des Fassungsvermögens von besonderer Bedeutung. Es besteht für die Muskelfasern ein spezielles Verhältnis von Länge zu Spannung. Bei Überdehnung kann sich die Muskulatur nicht genügend kontrahieren. Des-

halb kann es schwierig sein, eine solche Blase ausreichend zu entleeren, wenn sie durch zu großen Inhalt zu sehr gedehnt wird.
Ohne Dauerkatheter kann die Blase nur durch Druck von außen entleert werden. Das geschieht einmal durch Anspannung der Bauchmuskulatur und zunehmende Erhöhung des intraabdominellen Druckes, falls diese Muskulatur nicht gelähmt ist, oder durch den Credéschen Handgriff, bei dem ein direkter Druck mit der Hand oberhalb der Schoßfuge auf die Blase ausgeübt wird. Medikamente wie Doryl oder Propanthelin (Pro-banthine, Ercoril) nützen beim Training der Blasenlähmung vom Typ unteres motorisches Neuron wenig, da der Reflexbogen unterbrochen und die Blase von jeglicher Nervenversorgung abgeschnitten ist.

7.3.5. Andere neurogene Blasenlähmungen

Bei unvollständigen Lähmungen führt der Ausfall der hemmenden Hirnrindenfunktion häufig zu zahlreichen ungehemmten Blasenkontraktionen. Meistens treten sie bei niedrigem Blaseninnendruck auf. Schließlich führen sie aber zu einem ausreichenden Druck und zur Blasenentleerung, die dann überstürzt erfolgt. Propanthelin (Pro-banthine, Ercoril) dämpft diese Kontraktionen und macht den Patienten früher auf die bevorstehende Blasenentleerung aufmerksam.

7.3.6. Restharn

Es ist notwendig, die Blasenaustreibungskräfte so zu stärken, daß sie in der Lage sind, den Widerstand im Bereich des Blasenhalses bzw. des Blasenausganges zu überwinden. Ist die Blasenentleerung einmal in Gang gekommen, muß sich ein Gleichgewicht zwischen den Austreibungskräften und dem Auslaßwiderstand einspielen, das es ermöglicht, die Blase vollständig oder doch fast vollständig zu entleeren.
Während des Blasentrainings gibt die Restharnmenge eine nützliche Auskunft über die Blasenfunktion. Ein beträchtlicher Teil der für das Blasentraining aufgewendeten Zeit wird für die Verminderung des Restharnes benötigt. Hierbei müssen wirksame Techniken für die Blasenentleerung gefunden werden. Medikamente wie Doryl können bei der Kräftigung der reflektorischen Detrusorkontraktionen zur Entleerung nützlich sein. Hohe Restharnmengen fördern die Refluxgefahr, den Rückstau des Urins in die Nieren, ebenso wie die Unterhaltung einer chronischen Harninfektion und die Steinbildung.

7.3.7. Urinsammelbehälter (Urinale)

Besteht Katheterfreiheit, verwenden Männer wegen der bestehenden Inkontinenz verschiedene Hilfsmittel, beispielsweise ein Kondom oder Trichter für den Penis, aus denen der Urin in einen am Unterschenkel befestigten Sammelbeutel abgeleitet wird, da bei den meisten Patienten auch dann eine Harninkontinenz bestehen bleibt, wenn eine ausgeglichene Blasenfunktion erreicht wurde.
Gelegentlich entstehen Schwierigkeiten, wenn der Penisschaft zu kurz ist oder eine Phimose vorliegt. Kondome oder Trichter können dann abrutschen, auch wenn sie genügend festgeklebt wurden. Eine Phimose kann durch eine Circumcision beseitigt werden.
Es gibt Gummiurinale, bei denen der Penis in einen Trichter eingeführt wird. Sie sind sicherer und können nach entsprechender Reinigung wiederholt verwendet werden. Zwei Beispiele sind das Stoke-Mandeville- und das Bard-McGuire-Urinal. Bei diesen Urinalen kann es durch Erosionen der Penishaut durch den Gummi, durch Druckstellen, hervorgerufen durch die Befestigungsriemen, und durch auftretende Erektionen zu Schwierigkeiten kommen.
Bisher gibt es keine zufriedenstellenden Urinale für Frauen. Möglicherweise werden Frauen deshalb vermehrt dazu angeregt, zu einem größeren Prozentsatz „katheterfrei und kontinent" zu werden, als Männer. Ein anderer Grund für diese Beobachtung mag in der bei Frauen anders aufgebauten Bek-

kenbodenmuskulatur liegen. Soll die Katheterfreiheit von sozialem Wert sein, muß die Patientin in der Lage sein, sich mindestens 2 Std ohne Blasenentleerung zu bewegen. Wegen dieser Schwierigkeiten benötigen mehr Frauen einen Dauerkatheter als Männer.

7.3.8. Blasenauslaßstörungen

Bei Patienten mit einer Blasenlähmung vom Typ oberes motorisches Neuron besteht häufig ein starker Blasenauslaßwiderstand, dessen Ursachen mannigfaltig sind. Der innere Blasenschließmuskel ist in dieser Hinsicht bedeutungslos. Es scheint, als diene er bei Männern während der Ejaculation der Verhütung des Rückflusses von Samenflüssigkeit in die Blase. Das Hindernis liegt gewöhnlich im äußeren Schließmuskel. Das kann durch eine Pudendusblockade abgeklärt werden. Hierbei kommt es durch Unterbrechung der Nervenversorgung zu einer zeitlich begrenzten Lähmung des äußeren Schließmuskels.

Es kann dabei zu einer bleibenden Entspannung des Muskels kommen, die den Urindurchfluß ermöglicht. Dieser dehnt seinerseits wieder den Muskel. Stellt sich nur ein vorübergehender Erfolg ein, kann ein Versuch mit wiederholten Blockaden oder mit der Durchtrennung des Nerven gemacht werden. Der Nachteil der Nervenresektion liegt darin, daß der sacrale Reflexbogen auf Dauer unterbrochen wird. Beim Mann kann es dadurch zum Verlust der noch vorhandenen Erektionsfähigkeit kommen.

Die am häufigsten geübte Operation zur Ausschaltung der Spastik des äußeren Schließmuskels ist die transurethrale Durchtrennung. Sie scheint dann besonders erfolgreich, wenn sie mit einer transurethralen Resektion der Prostata kombiniert wird.

Da bei den Blasenlähmungen vom Typ unteres motorisches Neuron alle Reflexaktivitäten erloschen sind, bleibt in solchen Fällen als einzig mögliche Ursache eines erhöhten Blasenauslaßwiderstandes nur die Prostata. Bei jungen Patienten ist eine Prostatahypertrophie ungewöhnlich. Bei diesen Patienten scheint deshalb eine unzureichende Technik der Blasenentleerung die wahrscheinlichere Ursache erhöhter Restharnmengen zu sein, als ein echtes Blasenauslaßhindernis.

7.3.9. Die ausgeglichene Blasenfunktion

Von einer ausgeglichenen Blasenfunktion spricht man dann, wenn ständig ein nur geringer Restharn besteht. Die Absolutwerte des Restharnes sind weniger entscheidend als der prozentuale Anteil innerhalb gewisser Grenzen in Relation zum Gesamtvolumen der ausgeschiedenen Urinmenge. Das Ziel ist, den Restharn regelmäßig auf eine Menge zu beschränken, die 10% der ausgeschiedenen Urinmenge nicht übersteigt, obwohl bei Blasenlähmungen vom Typ unteres motorisches Neuron auch Mengen von 20% noch hingenommen werden können. Die Restharnmenge sollte jedoch nicht mehr als 50 ml betragen.

Wird der Dauerkatheter mit dem Ziel, eine Spontanentleerung zu erreichen, entfernt, werden etwa noch 1–3 Wochen benötigt, bis eine ausgeglichene Blasenfunktion erreicht wird. Bei manchen Patienten gelingt das nie.

Einer der Faktoren, der die Erzielung einer ausgeglichenen Blasenfunktion verhindert, sind unzureichende Gewohnheiten hinsichtlich der Darmentleerung, die zur Verstopfung führen. Deshalb werden Versuche, eine spontane Blasenentleerung zu erzielen, allgemein nicht begonnen, bevor die Darmentleerung zufriedenstellend ist. Das führt meistens zu einer Verzögerung des Blasentrainings bei Querschnittgelähmten, da ein gezieltes Darmtraining erst begonnen werden kann, wenn der Patient das Bett verlassen und die Toilette allein aufsuchen kann.

Eine Blasenentzündung und Steinbildungen sind weitere Reizzustände, die zu einer verstärkten Spastik bei einer Blasenlähmung vom Typ oberes motorisches Neuron führen und eine ausgeglichene Blasenfunktion erschweren können. Gleichermaßen können

Druckgeschwüre als Infektionsherde und Ängstlichkeit zur Entwicklung einer spastischen Blase beitragen.

Schließlich kann die ausgeglichene Blasenfunktion durch eine hochgradige Spastik, die von den Beinen ausgeht, verhindert werden, wenn diese einer konservativen Behandlung unzugänglich ist. Es kann dann notwendig sein, diese Spastik zuerst durch destruktive Maßnahmen, beispielsweise einen intrathecalen Alkoholblock oder eine Wurzeldurchtrennung, zu behandeln. Diese Verfahren wandeln eine Lähmung der Blase vom Typ oberes in eine Lähmung vom Typ unteres motorisches Neuron um.

7.4. Gefahren der Katheteranwendung

7.4.1. Katheter

Im allgemeinen werden drei verschiedene Katheter verwendet. Als Dauerkatheter findet gewöhnlich ein Weichgummikatheter Charr. 14–16 mit einem aufblasbaren Ballon zur Befestigung in der Blase Anwendung. Er wird als Foley-Katheter bezeichnet und muß wöchentlich gewechselt werden.

Silastik-Katheter entsprechen dieser Art, ihre Oberfläche ist jedoch mit Silikon beschichtet. Ihr Vorzug soll darin liegen, daß sie sich neutral verhalten und deshalb weniger Infektionen und Calciumausfällungen verursachen. Sie können bis zu 5–6 Wochen belassen werden.

Der Gibbon-Katheter kann bei Männern verwendet werden. Er hat einen doppelten Vorteil. Einmal ist er schmaler (Charr. 6–12) und zum anderen ist er aus sich fast neutral verhaltendem plastischen Material hergestellt, so daß er weniger irritierend wirkt als der dickere Foley-Katheter. Er wird nicht durch einen Ballon gehalten, sondern mittels Plastikstreifen am Penis befestigt. Er ist in den ersten Wochen nach der Verletzung bei Männern so lange nützlich, bis er entweder durch Zelltrümmer und Schleim verstopft wird oder der Urin aufgrund des Blasenspasmus an ihm vorbei nach außen gelangt. Er braucht so lange nicht gewechselt werden, bis er verstopft ist oder bis sich eine Harnröhrenentzündung entwickelt hat.

Bei intermittierendem Katheterisieren wird ein dünner Katheter aus rotem Gummi verwendet. Da unter streng sterilen Bedingungen katheterisiert und der Katheter nicht belassen wird, sollten durch dieses Verfahren der Blasenentleerung Infektionen vermieden werden.

Ein Verweilkatheter muß an der Bauchhaut befestigt werden. Hierdurch werden periurethrale Abscesse und Drucknekrosen der männlichen Harnröhre im Winkel des penoscrotalen Überganges vermieden, die sekundär in diesem Abschnitt zu Divertikel- und Fistelbildungen führen können. Bei solchen Komplikationen kann die Ableitung des Urins durch eine suprapubische Blasenfistel angezeigt sein, um die operative Wiederherstellung, die oft erfolgreich ist, zu ermöglichen.

Suprapubische Blasenfisteln zur Blasenentleerung sind als Routinemethode strikt abzulehnen. Sie sind nur als Begleitmaßnahme bei operativem Vorgehen an der Harnröhre gerechtfertigt, worauf später noch eingegangen werden wird.

7.4.2. Harninfektion

Bei der Verwendung eines Dauerkatheters kommt es mitunter zu einer Infektion des Urins. Bei exaktem Vorgehen kann das Auftreten einer Infektion hinausgezögert und auf ein Minimum reduziert werden. Besondere Bedeutung hat die Technik des Katheterisierens, das wie eine aseptische Operation durchgeführt werden muß. Vor dem Einführen des Katheters muß die Harnröhre mit einer Lösung von Chlorhexidin 1:5000 gereinigt werden, da sie stets Keime enthält, die dann eine Urininfektion verursachen, wenn sie in die Blase vorgeschoben werden. Einen anderen Infektionsweg stellt das Aufsteigen von Keimen durch den Katheter dar. Deshalb müssen sterile Gefäße zum Auffangen und Sammeln des Urins benutzt werden.

Beim Foley-Katheter liegt eine besondere Schwierigkeit darin, daß durch den Ballon die Öffnung an der Spitze des Katheters nicht an die tiefste Stelle der Blase gelangen, sondern darüber liegen. Hierdurch kann es zur Ausbildung eines stagnierenden Urinsees am Blasengrund kommen, der wiederum die Ausbildung der Infektion und die Steinbildung fördert. Reichliche Flüssigkeitszufuhr (3 l/Tag) kann diese Risiken vermindern. Blasenspülungen können notwendig werden. Gelegentlich kann eine geringe Urininfektion, die auf die Blase beschränkt ist, auf dem Blutwege oder durch einen vesicoureteralen Reflux in die Nieren verschleppt werden und eine akute Pyelonephritis verursachen. Die Diagnose wird weitgehend klinisch gestellt. Es bestehen Fieber, Schüttelfrost, Brechreiz usw. Der Nachweis einer Pyo- oder Bacteriurie im Katheterurin reicht in diesen Fällen für die Diagnosestellung nicht aus.

Liegt bei Männern ein Dauerkatheter, kommt es häufig zu einer Epididymitis. Wahrscheinlich handelt es sich hierbei um eine rückläufige Sekundärinfektion, die einerseits auf dem Wege des Vas deferens und andererseits durch die Stauung in der Harnröhre – hervorgerufen durch den liegenden Dauerkatheter – verursacht wird. Kommt es bei Patienten, die über lange Zeit einen Dauerkatheter benötigen, zu rezidivierenden Hoden-Nebenhodenentzündungen, muß der Samenstrang unterbunden werden.

Bei Anwendung des Dauerkatheters ist die prophylaktische oder routinemäßige Gabe von Antibiotica nicht erforderlich. Gewöhnlich besteht ein bestimmtes Bakterienwachstum im Urin. Die routinemäßige Antibiotica-Behandlung bei Dauerkatheterträgern beseitigt die Bacteriurie nicht. Sie führt lediglich zu einem Erregerwechsel und zu einer Zunahme der Resistenz gegen Antibiotica. Es kommt zu einer gewissen örtlichen Toleranz der Harnblase gegenüber diesen Bakterien. Ihr Wachstum ist in bestimmtem Rahmen unter Kontrolle und auf die Blase begrenzt, solange keine hohen Restharnmengen vorliegen oder kein vesicoureteraler Reflux besteht. Es kommt nicht zu einer Allgemeinerkrankung.

Das Auftreten von Blasencarcinomen ist bei chronisch Querschnittgelähmten wesentlich häufiger als bei der übrigen Bevölkerung. Ob es sich hierbei um die Folge der chronischen Urininfektion handelt oder nicht, ist bisher nicht geklärt.

Kommt es bei einem Dauerkatheterträger zu Anzeichen einer aufsteigenden Harnwegsinfektion, muß sofort mit einer gezielten antibiotischen Behandlung begonnen werden und diese so lange durchgeführt werden, bis das Krankheitsbild beseitigt ist. Nach Katheterfreiheit sollten mit Hilfe von Antibiotica alle Versuche unternommen werden, um eine Bakterienfreiheit des Urins zu erzielen.

7.4.3. Blasensteine

Bei Patienten mit vollständiger Querschnittlähmung und Dauerkatheter können sie große Probleme aufwerfen. Sie lösen eine vermehrte Reizbarkeit der Blase und eine allgemeine Steigerung der Spastik aus. Da sie im allgemeinen große Mengen Calcium enthalten, sind sie meistens strahlendicht und auf der Standardaufnahme der Bauchübersicht gut erkennbar.

Bei Querschnittgelähmten entwickelt sich eine gesteigerte Calciumausscheidung im Urin als Folge der vermehrten Calciummobilisation im Knochen einerseits und der lähmungsbedingten Immobilisierung andererseits. Hierdurch besteht eine besondere Prädisposition zur Steinbildung. Prophylaktische Versuche, eine Steinbildung zu verhüten, sollten eine reichliche Flüssigkeitszufuhr und die Beschränkung von Milch und Milchprodukten in der Nahrung einschließen. Eine Ansäuerung des Urins durch regelmäßige Gaben von Mandelamin und Ascorbinsäure oder Ammoniumchlorid ist zur Vermeidung der Steinbildung sinnvoll. Hierdurch kann der pH-Wert des Urins auf Werte um pH 5 gesenkt werden. Dadurch wird die Ausfällung der Calciumsalze erschwert, die im alkalischen Milieu besonders begünstigt wird. Werden jedoch „Mycin-Antibiotica" gegeben, dürfen harnsäuernde Medikamente nicht verabreicht werden, da sie nur in diesem Bereich wirksam sind. Steine bilden sich um ein Nest, dessen Entstehung durch eine Infektion gefördert wird. Bei chronischen Urininfektionen entwickeln sich in hohem Maße Calciumphosphat-Steine. Besondere Bedeutung hat die Beherrschung einer Harninfektion. Sie läßt sich am besten bei katheterfreien Patienten erreichen.

Um den Ballon der Foley-Katheter bilden sich besonders häufig eierschalenförmige Steine. Das ist ein weiterer gewichtiger Grund, auf Dauerkatheter ganz zu verzichten.

Nicht nur die Urinstase, sondern auch die Bewegungsarmut des Patienten ist ein wesentlicher Faktor, der zur Steinbildung beiträgt. So spielen alle Maßnahmen eine bedeutende Rolle, die den Patienten zur Aktivität anregen, da sie helfen, die Hypercalciurie zu mindern, die durch die Immobilisations-Osteoporose gefördert wird.

Die meisten Blasensteine können transurethral zertrümmert und entfernt werden. Nierensteine sollten konservativ behandelt werden. Harnleitersteine sind oft insofern problematisch, als sie häufig stumm sind, aber die Infektion unterhalten. Ihre Behandlung unterscheidet sich bei Querschnittgelähmten nicht von dem Vorgehen bei nicht gelähmten Patienten.

7.4.4. Weitere Gefahren

Unsachgemäßer Katheterwechsel kann neben einer Infektion weitere Komplikationen verursachen. Durch gewaltsames Einführen des Katheters kann es zur Eröffnung eines falschen Weges mit der Gefahr der Perforation kommen.

Wird der Ballon aufgeblasen, während die Katheterspitze noch im membranösen Anteil der Harnröhre in Höhe der Prostata liegt, können erhebliche Blutungen oder Harnröhrenzerreißungen entstehen.

Wird ein über längere Zeit liegender Dauerkatheter zwischendurch nicht abgestöpselt, dann entwickelt sich eine Schrumpfblase mit vermehrter Spastik, Balkenbildung und Pseudodivertikeln. Die verminderte Blasenkapazität und die erhöhte Spastik führen zu Schwierigkeiten bei der Blasenentleerung durch den Dauerkatheter. Liegt einmal eine Blasenschrumpfung vor, so kann es schwierig sein, die Blasenkapazität wieder zu steigern, so daß nur noch operative Eingriffe zur Ausschaltung der Blase übrig bleiben.

7.4.5. Autonome Hyperreflexie

Verstopft ein Dauerkatheter bei einem Patienten mit einer Lähmung oberhalb T 6 (Austritt der sympathischen Nervenfasern), kann es zu einer autonomen Hyperreflexie kommen. Dieser Zustand kann ebenso durch die Überdehnung der Eingeweide, wie durch eine Obstipation, eine Reizung der Haut, die von einem irritierenden Druckgeschwür ausgelöst wird, oder durch einen vesicoureteralen Reflux hervorgerufen werden. Auch Wehen bei einer schwangeren Halsmarkgelähmten können zu diesem Zustandsbild führen. Eine Blasenüberdehnung als Folge eines verstopften Dauerkatheters ist jedoch die häufigste auslösende Ursache.

Die typischen klinischen Zeichen sind: Pulsverlangsamung, Schwitzen, vermehrte Sekretabsonderung aus der Nase, hämmernder Kopfschmerz und anfallsweise enorme Blutdrucksteigerung. Das Bild tritt ganz plötzlich auf. Wird die Ursache nicht sofort ausgeschaltet, kann es in kürzester Zeit zu epileptischen Krampfanfällen, zu Hirnblutungen und zum Tode führen.

Dem liegen folgende Besonderheiten zugrunde:
Impulse, die von den vorgenannten Reizzuständen ausgehen, werden über die Nn. pelvici und präsacrale Nervenfasern zum Rückenmark geleitet. Von da aus werden sie über die Tractus spinothalamici laterales und die Hinterhörner bis in die Höhe der Rückenmarkschädigung fortgeleitet. Hier lösen sie einen sympathischen Reflex aus, der

seinerseits zu einer massiven reflektorischen Überaktivität des sympathischen Nervensystems unterhalb des geschädigten Rückenmarksegmentes führt. Es kommt zu Spasmen in den Arteriolen der Haut und der Eingeweide mit Anstieg des peripheren Widerstandes im Kreislauf. Das führt zur Blutdrucksteigerung. Diese reizt wiederum die Pressoreceptoren im Sinus caroticus und in der Aorta. Diese Steuerungszentren beantworten den Reiz über die Vasomotorenzentren vom Hirnstamm mit einer Reizung des N. vagus. Das führt zu einer Pulsverlangsamung. Die Impulse, die eine Blutspeicherung in den Eingeweiden auslösen sollen und damit zur Blutdrucksenkung führen würden, sind durch die Rückenmarkverletzung blockiert und erreichen nicht die Erfolgsorgane.

Hypertonie und Bradykardie bleiben solange bestehen, bis die Ursache beseitigt ist, die diese Krisensituation des autonomen Nervensystems ausgelöst hat.

Geht der Reizzustand von der Blase aus, kann nach deren Entleerung ein Lokalanaestheticum instilliert werden. Hierdurch wird der zuführende Schenkel des Reflexbogens unterbrochen. Durch regelmäßige Gaben von Propanthelin (Pro-banthine, Ercoril) lassen sich die von den Eingeweiden ausgehenden reizauslösenden aufsteigenden Impulse dämpfen. Gaben von Ganglien-Blockern, z. B. Diazoxid (Hypertonalum, Proglicem) können zur Beseitigung der Hypertonie erforderlich sein.

7.4.6. Vesicoureteraler Reflux

Ein vesicoureteraler Reflux, unabhängig vom Grade seiner Ausprägung, ist immer als schwerwiegende Komplikation einer neurogenen Blasenlähmung zu werten. Meistens wird er im Anschluß an die Frühbehandlungsphase, häufig aber auch erst Jahre danach beobachtet. Man sieht ihn häufiger bei Lähmungen vom Typ oberes motorisches Neuron als beim Typ unteres motorisches Neuron. Ein Reflux kann Veranlassung sein, die Spontanentleerung der Blase zu vermeiden. Es ist nicht gerechtfertigt, einen Reflux als bedeutungslose Komplikation zu beurteilen.

Bei Querschnittgelähmten, bei denen ein Reflux nachgewiesen ist, liegt die Sterblichkeit an Urämie dreimal höher als bei anderen. Rezidivierende Pyelonephritiden in Verbindung mit intrarenaler Druckerhöhung, ausgelöst durch den Urinrückstau, führen zum Untergang des Nierengewebes.

Beim Vorliegen eines vesicoureteralen Refluxes, eines Hydroureters oder einer Hydronephrose kann die Langzeitbehandlung mit einem Dauerkatheter angezeigt sein. Ein fortschreitendes Nierenversagen kann damit vermieden werden, wenn eine sorgsame Behandlung und eine einwandfreie Technik gewährleistet sind. Das läßt sich heute durch Beobachtungen während eines Zeitraumes von zwanzig Jahren beweisen. Voraussetzung sind aber optimale Bedingungen. Ist die Dauerkatheterbehandlung unzureichend, sind chronische Infektionen, Steinbildungen und wiederholte schwere Krankheitszustände die übliche Konsequenz.

Der Reflux führt zu einer Erweiterung der oberen Harnwege. Besteht gleichzeitig eine chronische Infektion, sind operative Eingriffe zur *Umleitung der harnableitenden Wege* einer Langzeitbehandlung mit Dauerkatheter vorzuziehen. Das kann durch das Einpflanzen der Harnleiter in eine isolierte Darmschlinge (Ileum oder Colon) geschehen. Diese wird anschließend eröffnet und der Urin durch eine Fistel aus der Bauchhaut abgeleitet. Er wird außen durch einen aufklebbaren Beutel aufgefangen. Die Darmschlinge dient nicht als Sammelreservoir für den Urin, sondern der freien Ableitung aus den oberen Harnwegen unter Umgehung der Blase.

Es handelt sich hierbei um einen schweren Eingriff. Komplikationsmöglichkeiten bestehen in Form von Urin- oder Darmfisteln und Darm- und Harnwegsverschluß im Bereich der Anastomosen. Infolgedessen bedarf es der sorgsamsten Pflege und Aufmerksamkeit für die Hautfisteln und die Hilfsmittel. Sie sind für eine einwandfreie Funktion unerläßlich.

An der funktionslosen Blase kann es durch schwere lokale Entzündungen zu Schwierigkeiten kommen. Dann sind wiederholte Blasenspülungen unter Zusatz von Antibiotica oder gar zu einem späteren Zeitpunkt die Blasenentfernung angezeigt. Eine andere operative Möglichkeit besteht darin, die erweiterten Harnleiter in die Bauchhaut einzunähen und damit eine ausreichende Fistelung zu erzielen (kurative Ureterostomie).

In der Folge kann es zu einer Ischämie der Ureteren oder zu einer Stenose der Fistelöffnungen kommen, wodurch der gewünschte Effekt der genügenden Drainage zunichte gemacht wird.

7.4.7. Harnentleerung neben dem Dauerkatheter

Manchmal kommt es zur Harnentleerung neben einem liegenden Dauerkatheter. Das geschieht meistens bei einer spastischen Blase, die durch besondere Umstände, z. B. Infektion oder Steine, zusätzlich gereizt wird. Alle Gegebenheiten, die zu einer Steigerung der allgemeinen Spastik führen, bewirken auch eine Erhöhung des Blasenspasmus und führen zu einer Urinentleerung am Dauerkatheter vorbei.

Eine wirksame Behandlung dieses Zustandsbildes kann nur in der Aufdeckung der den Reiz auslösenden Ursache und in deren Beseitigung bestehen. Dem können verschiedene Gegebenheiten zugrunde liegen. Es hat keinen Sinn, lediglich den liegenden Blasenkatheter durch einen größeren zu ersetzen. Das Ergebnis ist nur eine Harnröhrenentzündung, möglicherweise auch die Ausbildung eines Harnröhrendivertikels. Der Urin wird weiter am Katheter vorbeifließen.

8. Der gelähmte Darm

8.1. Die gesunde Darmfunktion

Der unfreiwillige Stuhlabgang durch den After wird durch die Daueranspannung des glatten inneren und des quergestreiften willkürlich zu innervierenden äußeren Afterschließmuskels verhindert.

Normalerweise erfolgt die Stuhlentleerung reflektorisch: Wenn sich das Rectum mit Stuhl gefüllt hat, kommt es zur Dehnung der Darmwand. Die vermehrte Spannung löst aufsteigende Impulse aus, die über den in der Darmwand gelegenen Plexus myentericus zum absteigenden Dickdarm (Colon descendens) und zum Sigmoid ausstrahlen. Hierdurch kommt es zu einer Verstärkung der Peristaltik, die den Darminhalt analwärts weiter transportiert. Sobald die Peristaltik den Anus erreicht, kommt es zu einer Erschlaffung des inneren Schließmuskels. Wird nun der äußere Schließmuskel willkürlich entspannt, kann der Stuhl entleert werden. Der Entleerungsreflex ist äußerst schwach. Um wirksam zu werden, bedarf es eines weiteren Reflexes, der von den Sacralsegmenten des Rückenmarkes ausgeht. Bei Reizung der Nervenfasern im Rectum werden die Impulse zum Sacralmark und von dort aus über parasympathische Fasern (Nn. erigentes) weiter aufwärts geleitet. Hierdurch kommt es zu einer erheblichen Steigerung der Peristaltik, durch die der Stuhlentleerungsreflex erst wirksam wird. Darüber hinaus lösen die zum Rückenmark geleiteten Impulse weitere Wirkungen aus, die durch Spannungserhöhung eine Steigerung des intraabdominalen Druckes erzeugen, der wiederum den Transport des Darminhaltes analwärts fördert.

Die willkürliche Steuerung der Darmentleerung gelingt durch die bewußte Kontrolle des äußeren Afterschließmuskels (N. pudendus aus S 2 – S 4). Dieser quergestreifte Muskel befindet sich in einem ständigen tonischen Anspannungszustand. Hierdurch wird ein unwillkürlicher Stuhlabgang verhindert. Solange das geschieht, ist der Stuhlentleerungsreflex abgeschwächt und tritt auch im Verlauf einiger Stunden nicht wieder auf. Der Entleerungsreflex kann durch die Bauchpresse ausgelöst werden. Das erweist sich jedoch als weniger wirksam als die durch natürliche Reizzustände hervorgerufenen Reflexvorgänge.

8.2. Der gelähmte Darm

Bei Rückenmarkschäden oberhalb des Sacralmarkes ist der Stuhlentleerungsreflex erhalten. Die Entleerung der unteren Darmabschnitte erfolgt jedoch aus folgenden Gründen automatisch: Die normale Kontrolle über die willkürliche Anspannung des äußeren Schließmuskels ist nicht mehr möglich. Die Empfindung für den Stuhldrang ist entweder stark herabgesetzt oder vollkommen aufgehoben. Bei der Lähmung vom Typ oberes motorisches Neuron ist der Spannungszustand des glatten inneren Schließmuskels stark erhöht bis spastisch.

Bei Lähmungen vom Typ unteres motorisches Neuron ist der Reflexbogen unterbrochen, doch kommt es trotzdem am autonomen Darm noch zu einigen eigenständigen Kontraktionen der glatten Muskulatur. Möglicherweise werden sie indirekt und umschrieben durch den intramuralen Plexus myentericus ausgelöst. Der äußere Schließmuskel ist bei diesem Lähmungstyp ständig erweitert.

8.3. Darmtraining

Von einigen wird in der Akut- und Frühphase zur Anregung der Darmtätigkeit die Gabe von Parasympathicomimetica, etwa Prostigmin, befürwortet. Im allgemeinen ist das nicht notwendig, denn die Peristaltik setzt dann sofort ein, wenn der durch den spinalen Schock ausgelöste Ileus überwunden ist.

Im Prinzip bestehen hinsichtlich des Darmtrainings keine nennenswerten Unterschiede zwischen einer Lähmung vom Typ oberes und unteres motorisches Neuron. Da bei der Lähmung vom Typ oberes motorisches Neuron der Tonus des äußeren Schließmuskels erhöht ist, kann die Regulierung der Stuhlentleerung hierbei einfacher sein.

Beim Darmtraining muß die bisherige willkürliche Steuerung von seiten des Hirnes über das Stuhldranggefühl durch einen genauen Zeitplan ersetzt werden. Der Entleerungsreflex muß durch eine lokale rectale Reizung ausgelöst werden. Hierzu eignen sich die Einführung von Zäpfchen oder die Dehnung des Schließmuskels mit dem behandschuhten Finger. Bei einer Lähmung vom Typ oberes motorisches Neuron ist der erhaltene Reflexbogen ein großer Vorteil. Dieser Reflex kann zu einem Zeitpunkt ausgelöst werden, der hierzu geeignet erscheint. Auf diese Weise besteht also eine Stuhlkontinenz. Bei Lähmungen vom Typ unteres motorisches Neuron ist dieser Reflexbogen unterbrochen. Stuhlkontinenz kann also nur dadurch erreicht werden, daß der Enddarm in regelmäßigen Abständen entleert wird. Darmfüllung und Zäpfchen führen in diesen Fällen zur örtlichen Reizung der glatten Muskulatur und damit zur Stuhlentleerung.

Normalerweise wird eine Stuhlentleerung ein über den anderen Tag angestrebt. Der Patient erhält am Abend vorher entweder Abführmittel oder ein stuhlaufweichendes Medikament. Zusätzlich erfolgt eine lokale Reizung durch Einführung von Zäpfchen. Die Zeit für die Stuhlentleerung soll so gewählt werden, daß die nach dem Essen auftretenden Magen-Darm-Reflexe hierzu genutzt werden können. Eine ausgeglichene, schlackenreiche Kost ist für die Zusammensetzung und Form des Stuhles von großer Bedeutung. Zur Vermeidung von weichem Stuhl eignen sich quellende Substanzen. Versuche und Fehlschläge führen mit der Zeit dazu, daß die Patienten ihre persönlichen Erfahrungen über den günstigsten Zeitpunkt der Darmentleerung und über die Menge der hierzu benötigten Abführmittel und Zäpfchen sammeln.

Wenn ein solches Programm erst einmal erarbeitet worden ist, ist es meistens auch zuverlässig, und es kommt nicht zu unangenehmen Zwischenfällen. Es ist besonders wichtig, alles zu vermeiden, was zu einer Änderung dieses Programmes führen kann. Das bezieht sich auf die Änderung der Ernährungsweise, des Zeitpunktes der Stuhlentleerung, eine Verringerung der Flüssigkeitsaufnahme oder auf die Einnahme bestimmter Medikamente, wie beispielsweise Codein.

Gelegentlich können Verstopfungen eintreten, wenn es zu Unregelmäßigkeiten im Schema kommt. Eines der häufigsten Frühsymptome hierfür ist die Zunahme der Darminkontinenz oder Spastik. Zur Behandlung eignen sich orale Gaben von stuhlaufweichenden Medikamenten, Abführmittel ebenso wie wiederholte Einläufe, bis die Ampulle frei von Stuhl ist. Im Anschluß daran sollte mit dem individuellen Plan für die Stuhlentleerung des Patienten erneut begonnen werden.

Nach der Entlassung aus dem Krankenhaus machen die Patienten häufig den Fehler, bewußt eine Verstopfung anzustreben, um keine unangenehmen Zwischenfälle mit der Stuhlentleerung zu erleben. Gewöhnlich führt das durch Stuhleinklemmungen zu einer Zunahme der Zwischenfälle.

Bei Tetraplegikern kann es zu hochgradigen Stuhleinklemmungen kommen. Das äußert sich in einer Stuhlverhaltung mit Überdehnung des Magen-Darm-Traktes. Röntgenologisch zeigen sich Flüssigkeitsspiegel in den erweiterten unteren Darmabschnitten. Konservative Behandlung mit einer Magensonde, Flüssigkeitsersatz und öligen Einläufen hat sich bewährt. Operatives Vorgehen sollte vermieden werden, da das Zustandsbild in 24–48 Std abzuklingen pflegt.

Manchmal führt eine Verstopfung reflektorisch zu Funktionsstörungen der Harnblase. Die Beseitigung der Verstopfung ist gleichzeitig die adäquate Behandlung für die Blasenstörung.

Die meisten Paraplegiker und auch manche Tetraplegiker mit Lähmungen in den tieferen Halsmarkabschnitten können zur Stuhlentleerung die Toilette alleine aufsuchen. Bei hohen Halsmarklähmungen kann die Stuhlentleerung unter Mitwirkung einer Hilfsperson im Bett erfolgen. Besser ist es jedoch, wenn diese Patienten mit einem Toilettenstuhl über die Toilettenschüssel fahren.

9. Druckgeschwüre

9.1. Pathophysiologie

Druck ist die Ursache der Druckgeschwüre. „Bettgeschwüre" und „Dekubitalulcera" sind nichts anderes als „Druckgeschwüre", die während der Bettruhe entstanden sind.

Bei der Entstehung von Druckgeschwüren liegt eine ausgesprochene Wechselwirkung zwischen Zeit und Druck vor. Die Haut kann einen geringen Druck unendlich lange aushalten. Andererseits ruft ein erheblicher Druck, der nur kurze Zeit anhält, schon eine Schädigung hervor. Zwischen diesen beiden Extremen liegt der Bereich von Zeit und Druckeinwirkung, in dem Druckgeschwüre entstehen können. Der gewöhnliche Druck des Körpergewichtes kann in weniger als 30 min durch die Ischämie schon mikroskopisch nachweisbare Gewebeschäden auslösen. Es ist bewiesen, daß solche Schäden rückbildungsfähig sind, wenn die Druckeinwirkung nicht länger als 2 Std bestand.

Mikroskopische Untersuchungen haben gezeigt, daß der Druck den Blutstrom in den Arteriolen und Capillaren und damit die Ernährung des Gewebes beeinträchtigt. Hierdurch entstehen lokal anoxämische Schäden. Durch die Beeinträchtigung des venösen Blutstromes kommt es zur örtlichen Ansammlung von Gewebsstoffwechselschlaken. Es tritt eine Ödembildung hinzu, die die Ernährung des Gewebes weiter einschränkt. Die Ischämie ruft eine Nekrose des Gewebes hervor. Neben dem einwirkenden Druck kommt es gewöhnlich noch zu Scherkräften an den betreffenden Gewebeabschnitten und damit zu einer neuerlichen Beeinträchtigung der Durchblutung.

Bei der Entstehung von Druckgeschwüren lassen sich klinisch verschiedene Stadien unterscheiden. Druck führt zur Hautrötung ohne Gewebeschaden, wenn es nur zu einer vorübergehenden Störung der Blutzirkulation kommt. Nach Druckentlastung bildet sich diese Rötung zurück. Hält der Druck an, kommt es zu echten oberflächlichen Durchblutungsstörungen und Gewebeschäden. Sie können mit einer Schwellung und Verhärtung oder mit Blasenbildung und Abstoßung der oberflächlichen Hautanteile einhergehen. Stärkerer Druck führt zu Schäden der tiefer gelegenen Hautanteile mit oberflächlichen Nekrosen und Geschwüren. Nach erheblicher Gewalteinwirkung oder nach lang einwirkendem Druck kommt es zu tieferreichenden Nekrosen nicht nur der Haut, sondern auch des subkutanen Gewebes, der Muskeln und Fascien, aus denen sich schließlich eine Gangrän entwickelt. Die Zerstörungen können auf den vorhandenen Knochen übergreifen. Daraus kann dann eine Osteomyelitis mit Sequesterbildung entstehen.

Die Drucknekrose kann sich aber auch von innen heraus entwickeln. Das beobachtet man gewöhnlich über Knochenvorsprüngen. Es entsteht ein steriler Abszeß, der schließlich nach außen durchbricht und erst jetzt das ganze Ausmaß der vorliegenden Gewebezerstörung erkennen läßt.

Über knöchernen Vorsprüngen besteht eine Neigung zur Verstärkung des durch das Körpergewicht ausgeübten Druckes, da über diesen kleinen Arealen der relative Druck ganz erheblich gesteigert ist.

Während des spinalen Schocks liegt eine relative Sauerstoffverarmung im Gewebe einerseits, ausgelöst durch den Verlust der Vasomotorenkontrolle, und eine Verminderung der peripheren Durchblutung andererseits vor. Das setzt den Gewebewiderstand herab. Neben den Folgen des spinalen Schocks ist die einzige Ursache der größeren Neigung zur Entwicklung von Druckgeschwüren bei Querschnittgelähmten der Verlust der Schutzsensibilität als rechtzeitges Warnzeichen, nicht aber eine durch die Verletzung an sich gegebene unausweichliche stärkere Anfälligkeit des Gewebes gegenüber der Entstehung von Druckgeschwüren. Ergänzend ist einzufügen, daß bei einem alten anämischen Patienten, bei dem noch ein Eiweißmangel besteht, keine größere Gefährdung der Haut vorhanden ist, als bei dem Durchschnitt aller anderen Patienten auch. Diese schwächenden Gegebenheiten können aber seine Aktivität einschränken und damit zu einer zeitlichen Verlängerung des Druckes und somit zur Entwicklung von Druckgeschwüren beitragen. Bei solchen Patienten heilen einmal entstandene Druckgeschwüre langsam.

Macerierte oder schlecht gepflegte Haut bildet eine günstige Grundlage für die Entstehung von Druckgeschwüren, da die Ernährung und Durchblutung der Haut unter diesen Umständen ohnehin schon ungünstig ist. Aus den gleichen Gründen wird in solchen Fällen auch die Heilung beeinträchtigt.

Der Versuch, bei einem Druckgeschwür weitere Belastung durch Druck in diesem Bereich zu vermeiden, führt häufig dann zu schädlichem Druck auf der Gegenseite oder über dem Kreuzbein, wenn Erfahrungen in einer sachgerechten Pflege fehlen. Sollen beiderseitige oder mehrere Druckgeschwüre zur Abheilung gebracht werden, ist eine spezielle Pflege in einer Querschnittgelähmtenabteilung unumgänglich.

Die ständige Absonderung aus einem Druckgeschwür bedingt einen fortlaufenden Eiweißverlust, der bis zu 50 g täglich betragen kann.

Die chronische eitrige Entzündung eines Druckgeschwüres kann sich nachteilig auf das blutbildende System auswirken und zu einer normochromen oder normocytären Anämie führen. Besteht ein solcher septischer Herd über lange Jahre, so droht dahinter die Gefahr einer sekundären Amyloidose.

9.2. Behandlung

9.2.1. Prophylaxe

Häufiges Reinigen der Haut mit Wasser und Seife und kräftiges Abtrocknen der Haut beseitigt macerierte Hautanteile und Hautöle, Hautporen und Haarfollikel werden dadurch sauber gehalten. Das Abtrocknen fördert außerdem die örtliche Durchblutung. Das ist eine gute Prophylaxe gegen Druckgeschwüre. Prophylaktische Anwendung alkoholischer Lösungen ist unbedingt abzulehnen.

In dem Bestreben, eine Druckentlastung in den gefährdeten Bereichen zu erzielen, kamen Wasserbetten, Wechseldruckluftmatratzen und andere Hilfsmittel zur Anwendung. Sie alle sind zur Verhütung von Druckgeschwüren ungeeignet, so lange die Grundforderung jeder Prophylaxe, nämlich die häufige und regelmäßige Umlagerung des Patienten mißachtet wird. Beim Sitzen im Rollstuhl muß es dem Patienten in Fleisch und Blut übergehen, sich mindestens zweimal stündlich kurzzeitig anzuheben und damit eine Druckentlastung herbeizuführen.

Zur Verhütung von Druckgeschwüren sind Luftringe oder „doughnuts" (Filzringe) völlig ungeeignet. Sie sind Ursache zirkulärer Unterbrechungen der Blutzufuhr.

Jeden Abend muß der Querschnittgelähmte seinen Körper mit einem Spiegel systematisch nach Frühzeichen drohender Druckgeschwüre absuchen. Das Decubitusschutzverhalten muß ihn durch sein ganzes weiteres Leben bewußt begleiten.

9.2.2. Konservative Behandlung

Der Patient muß so gelagert werden, daß im Bereich der Druckstelle eine vollständige Druckentlastung erreicht wird. Nekrotisches

Gewebe muß scharf entfernt, ein Absceß eröffnet werden. Sind eine wirksame Drainage und örtliche Wundreinigung gesichert, kommt es zur Entwicklung eines gesunden Granulationsgewebes. Zur örtlichen Reinigung eignen sich am besten antiseptische Lösungen, z. B. Eusol usw., sie muß häufig wiederholt werden. Trockene Verbände, häufig gewechselt, verhüten Hautmacerationen durch den mit Antibiotica getränkten Mull.

An den Ergebnissen von Wundabstrichen und Blutkulturen orientiert können je nach Schweregrad des Druckgeschwüres Antibiotica verwendet werden. Örtlich angewendete Antibioticasalben sind wenig sinnvoll. Die meistens vorhandene Begleitanämie beseitigt man am besten durch Bluttransfusionen. Durch gleichzeitige Verabreichung einer eiweiß- und kohlenhydratreichen Kost läßt sich eine erhebliche Förderung der Heilungsvorgänge erreichen.

Bei oberflächlichen Schäden reichen Reinigung mit antiseptischen Lösungen und trockene Mullverbände aus. Viele, sehr unterschiedliche Medikamente sind schon empfohlen worden. Das reicht vom einfachen Kochzucker bis zur glänzenden Goldfolie. Salben mit Vitamin E oder Cortisonpräparate wurden zur besseren Epithelialisierung vorgeschlagen. Bei allem Respekt sei doch vermerkt, daß gute Hygiene und Druckentlastung die Ausheilung sicher herbeiführen. Man kann alles auf das Druckgeschwür legen, nur nicht den Patienten selbst, und es wird heilen.

9.2.3. Operative Behandlung

Der plastische Verschluß ist das zweckmäßigste Verfahren für solche Druckgeschwüre, die tief in die Muskulatur reichen, auf den Knochen übergegriffen haben oder eine besonders große Ausdehnung zeigen. Voraussetzung ist die vorherige Ausschöpfung aller konservativen Möglichkeiten. Die Wunde muß zum Zeitpunkt der Operation sauber, gut durchblutet und mit gesundem Granulationsgewebe ausgefüllt sein. Unter diesen Voraussetzungen kann, anstatt auf eine langwierige Ausheilung zu warten, ein operativer Verschluß empfohlen werden.

Vollständige Geschwürsausschneidung und direkter Wundverschluß ist möglich, wenn die spannungsfreie Naht der Weichgewebe und der Haut gelingt. Das umgebende Narbengewebe wird zusammen mit nekrotischem Knochen entfernt. Weichteile werden als dickes Polster in die Wunde eingeschlagen, um einen schichtweisen Verschluß zu gewährleisten. Der exakten Blutstillung kommt ganz hervorragende Bedeutung zu. Postoperative Saugdrainagen sind meistens notwendig.

Gelingt der direkte Wundverschluß nicht, kann er unter Bildung eines Vollhautlappens, der Haut und Unterhautgewebe einschließt, erreicht werden. Der Lappen wird als Dreh-, Schwenk- oder Verschiebelappen in den Wundbereich verlagert. Hierdurch erzielt man einen dauerhaften, gut gepolsterten Verschluß. Das ist besonders wichtig bei vorspringenden Knochenanteilen. Der Sekundärdefekt im Spenderlager kann mit Spalthaut verschlossen werden.

Spalthautlappen können über Knochenvorsprüngen verwendet werden, wenn diese von einem ausreichenden Weichteilpolster bedeckt sind.

Bis zur endgültigen Heilung muß jeglicher Druck im Operationsbereich vermieden werden. Bei der Drehbehandlung muß unbedingt darauf geachtet werden, daß an der Wunde keinerlei Zugkräfte entstehen. Für mindestens 3 Wochen darf im Operationsgebiet keinerlei Belastung erfolgen. Dem Patienten darf frühestens nach 6 Wochen das erstmalige Sitzen auf der Operationsnarbe erlaubt werden. Das ist jedoch im Einzelfall von der Lage der Narbe und deren Beschaffenheit abhängig. Der Patient muß lernen und wissen, daß der Narbenbezirk genauso wenig Druckbelastungen aushält wie früher das unverletzte Hautgebiet. Die Sitzbelastung im frischverheilten Bereich muß hinsichtlich der Zeit schrittweise zunehmend erfolgen, das ist sehr wichtig.

Die Ausheilung eines großen Druckgeschwüres ist ein zeitraubender Vorgang. Er erfordert Monate einer sorgsamen und aufmerksamen Pflege. Die Behandlung bedeutet für die Allgemeinheit einen enormen Aufwand an Zeit und Geld. Der stationäre Aufenthalt ist für den Patienten, der eigentlich nicht „krank" ist, eine große Belastung. Kurz gesagt, es gibt keine bessere Behandlung von Druckgeschwüren als deren Verhütung.

10. Die Sexualfunktion bei Querschnittgelähmten

10.1. Normale Physiologie

Die Sexualfunktion beim Manne ist mit ihrem Zusammenspiel von Rückenmarkreflexen, supraspinalen Einflüssen sowie den hormonalen und psychologischen Faktoren ein vielschichtiges Geschehen. Der Reflexbogen geht über einen afferenten Schenkel zu den Rückenmarkzentren und über den efferenten Schenkel zurück zu den peripheren Erfolgsorganen.

Die afferenten peripheren Reize verlaufen für Berührung über den peripheren N. pudendus (S 2 – S 4), für Druck über die Beckenanteile des N. splanchnicus (parasympathisch S 2 – S 4). Im Rückenmark stehen verschiedene Zentren mit den Sexualfunktionen in Verbindung, für die Erektion, für den Samenerguß (Emission) und für den Samenausstoß (Ejaculation). Die Erektion wird von zwei Zentren gesteuert, einem parasympathischen reflektorisch aktivierten Zentrum (S 2 – S 4) und einem sympathisch zentral und psychisch aktivierten Zentrum (T 11 – L 2). Das Ejaculatationszentrum wird von peripheren Nerven in den Segmenten S 2 – S 4 gesteuert.

Im efferenten Bereich gibt es drei Anteile. Die dem Beckenanteil zugehörigen Fasern des N. splanchnicus (Nn. erigentes) erhalten parasympathische Fasern aus S 2 – S 4 und versorgen die Corpora cavernosa sowie die Prostata. Sie bewirken die Erektionen und die Bildung der Samenflüssigkeit. Aus den sympathischen Zentren in Höhe von T 11 – L 2 gelangen Fasern zum N. hypogastricus. Dieser versorgt den Samenstrang, die glatte Muskulatur der Prostata und bewirkt die Emission des Samens. Darüber hinaus ziehen noch einige cholinerge Fasern zu den Schwellkörpern und beteiligen sich an der Auslösung der Erektion. Die peripheren Zentren (S 2 – S 4) verlassen Fasern, die über den N. pudendus zu den quergestreiften Mm. bulbocavernosus und ischiocavernosus sowie zum Beckenboden gelangen. Sie bewirken die Ejaculation.

Die spinalen Zentren stehen mit supranucleären Bahnen in Verbindung. Über die aufsteigenden Rückenmarkbahnen werden in allen drei Rückenmarksträngen Reize für Berührung und Reibung (Friktion) geleitet. Proprioceptive Reize verlaufen über die Hinterstränge. Sie erreichen schließlich die Hirnrinde. Zentrale afferente Fasern vermitteln Geruchs- und optische Reize zur Hirnrinde und danach zu den sympathischen und parasympathischen Kernen im Hypothalamus.

Die efferenten Rückenmarkbahnen leiten über die Pyramidenbahnen motorische Impulse zu den motorischen Vorderhornzellen. Die visceralen Impulse gelangen vom Hypothalamus zu den präganglionären Zellen im Seitenhorn des Brust-Lendenmarkes und zu den präganglionären Zellen im Sacralmark.

10.2. Sexualfunktion beim Mann

Grundsätzlich ist die Sexualfunktion des querschnittgelähmten Mannes von der Höhe und von dem Ausmaß des Rückenmarkschadens abhängig. Bei vollständigen Lähmungen findet sich gewöhnlich ein Ausfall der Funktionen, die von den supraspinalen Zentren und den Zentren der Hirnrinde abhängig sind, also psychisch ausgelöste Erektionen und Orgasmus, in geringerem Umfang auch wirkungsvolle Ejaculationen und Samenfluß. Bei Schäden oberhalb der Reflexzentren im Conus medullaris (Lähmungstyp oberes motorisches Neuron) bleibt die Fähigkeit reflektorischer Erektionen, die durch Reizung der Haut der Glans penis ausgelöst werden, erhalten. Geschlechtsverkehr wird jedoch nicht verspürt.

Bei tiefen Lähmungen oberhalb der Sacralzentren können nicht nur reflektorische sondern ebenso psychisch ausgelöste Erektionsmöglichkeiten erhalten bleiben. Gelegentlich kommt es dabei auch zu Ejaculationen. Häufig ereignet sich dabei ein vorzeitiger Samenerguß, selten erfolgt er mit dem Orgasmus. Man nimmt an, daß dieses Phänomen mittelbar auf dem Wege über das unverletzte sympathische Nervensystem abläuft.

Bei teilweisen Lähmungen vom Typ oberes motorisches Neuron bestehen Unterschiede in der Erhaltung der Fähigkeit für psychisch ausgelöste Erektionen, für Ejaculationen und zum Orgasmus. Auf jeden Fall ist aber die Aussicht darauf größer als bei vollständigen Lähmungen.

Bei Lähmungen vom Typ unteres motorisches Neuron, z. B. Cauda-equina-Verletzungen, sind reflektorische Erketionen nicht mehr möglich. In manchen Fällen mag die Fähigkeit, psychisch Erektionen auszulösen, erhalten sein, wenn das sympathische Nervensystem unverletzt bleibt. Das ist jedoch außerordentlich selten. Psychisch ausgelöste Erektionen sind häufig mit vorzeitigem Samenerguß verknüpft. Besteht gleichzeitig ein Orgasmus, ist er gegenüber dem üblichen Umfang abgeschwächt. Bei Lähmungen vom Typ unteres motorisches Neuron kann es gelegentlich einmal zum Samenfluß, ja auch zu einer Ejaculation kommen, ohne daß eine Erektion erfolgt.

Bei teilweisen Lähmungen vom Typ unteres motorisches Neuron kommt es eher zu psychisch als zu reflektorisch ausgelösten Erektionen, denen ein Samenfluß mit orgasmusähnlichen Sensationen folgt.

Der Querschnittgelähmte hat häufig Erektionen, die geeignet sind, dem Paar einen befriedigenden Geschlechtsverkehr zu ermöglichen, obwohl er keinerlei Gefühlsempfindungen an seinen eigenen Geschlechtsorganen verspürt. Selbstverständlich kommt der verbliebenen Fähigkeit, die Partnerin sexuell noch befriedigen zu können, eine hohe psychologische Bedeutung zu. Oft ist dieses Gefühl sogar geeignet, den eigenen Verlust sexueller Sensationen in angemessener Weise zu ersetzen. Die Partnerin kann damit die aktive und beherrschende Rolle des Partners während des Geschlechtsverkehrs akzeptieren.

Es ist wichtig, darauf hinzuweisen, daß jede Form sexueller Betätigung, die beide Partner befriedigt und die sich innerhalb der Grenzen ihrer moralischen und gesellschaftlichen Lebensform bewegt, von ihnen als rechtmäßig betrachtet wird. Der Lernprozeß bei diesen Problemen und ihre Versuche auf diesem Gebiet sollten gefördert werden.

Bei querschnittgelähmten Männern insgesamt ist die Erektionsfähigkeit bei 75%, die Cohabitationsfähigkeit bei 35% und die Ejaculationsfähigkeit bei 10% erhalten.

10.3. Zeugungsfähigkeit

Die Zeugungsfähigkeit ist bei Querschnittgelähmten sehr eingeschränkt. Sie kann von vielen Faktoren abhängig sein: Verlust der Erektionsfähigkeit, Verlust der Ejaculationsfähigkeit oder rückläufige Ejaculation in die Blase oder unzureichender Samenfluß. Andere Ursachen sind weniger bekannt: Chronische Infektion des Prostataabschnittes der Harnröhre, rezidivierende Hoden-Nebenhodenentzündungen, die zu einer Verlegung oder Zerstörung der Hodenkanälchen führen, beeinträchtigte Samenbildung.

Bei weniger als 5% der querschnittgelähmten Männer ist die Zeugungsfähigkeit erhalten. Bei vollständigen Lähmungen vom Typ oberes motorisches Neuron ist der Prozentsatz am geringsten. Er ist ungefähr gleich bei teilweisen Lähmungen vom Typ oberes motorisches Neuron und vollständigen Lähmungen vom Typ unteres motorisches Neuron und am höchsten bei teilweisen Lähmungen vom

Typ unteres motorisches Neuron. Möglicherweise können sich diese Angaben in der Zukunft durch die Anwendung der intrathecalen Injektion von Prostigmin oder aber der rectalen elektrischen Reizung der Prostata und des Samenstranges ändern. Bei Anwendung dieser Verfahren kommt es zu einer reflektorischen Erektion mit gleichzeitiger Ejaculation. Das Ejaculat wird gesammelt. Findet sich eine ausreichende Zahl beweglicher Samenzellen, kann eine autologe künstliche Insemination vorgenommen werden.

10.4. Sexualfunktion bei der Frau

In bezug auf die Sexualfunktionen befindet sich die querschnittgelähmte Frau in einer weitaus günstigeren Lage als der querschnittgelähmte Mann. Hierbei ist es gleichgültig, ob es sich um eine Lähmung vom Typ des oberen oder des unteren motorischen Neurons handelt. Mit Ausnahme des Ausfalles des Empfindungsvermögens genitaler Sensationen ist die Sexualfunktion ungestört. Eine sexuelle Befriedigung während des Geschlechtsverkehrs wird gewöhnlich dadurch herbeigeführt, daß es der Frau möglich ist, dem männlichen Partner sexuelle Befriedigung zu verschaffen.

10.5. Schwangerschaft

Die Fruchtbarkeit wird durch eine Querschnittlähmung in keiner Weise beeinträchtigt. Die Schwangerschaft verläuft im allgemeinen vollkommen normal. Die Gebärmutterkontraktionen setzen bei der querschnittgelähmten Frau ganz normal ein, die Wehentätigkeit verläuft deshalb gewöhnlich ungestört. Ein Vorteil liegt darin, daß die Wehen schmerzfrei ablaufen. Das Fehlen zusätzlicher Austreibungskräfte, beispielsweise der Bauchpresse, scheint den Wehenverlauf nicht ungünstig zu beeinflussen.

Dennoch müssen im Hinblick auf die Geburtswehen der querschnittgelähmten Frau einige Besonderheiten erwähnt werden. Da die Wehen schmerzlos sind, beginnen sie möglicherweise früher, als sie als solche erkannt werden. Es kann dabei zu einer Sturzgeburt kommen.

Liegt eine hohe Rückenmarkschädigung vor, muß an die Möglichkeit einer autonomen Hyperreflexie gedacht werden und eine entsprechende Überwachung erfolgen.

Weitere Probleme können von seiten der Harnblase auftreten. In den letzten Schwangerschaftsmonaten kann die Volumenzunahme der Gebärmutter zur Ursache der Umwandlung einer ausgeglichenen in eine unausgeglichene Blasenfunktion werden, so daß sich nunmehr die Indikation zur Verwendung eines Dauerkatheters ergibt. Darüber hinaus kann die Geburt selbst oft zu einer so starken Dehnung des Blasenhalses führen, daß die ausgeglichene Blasenfunktion gefährdet wird. Einige vertreten die Auffassung, eine Schnittentbindung sei in solchen Fällen gerechtfertigt, damit die gute Blasenfunktion erhalten bleibt. Die Indikationsstellung zu solchen gezielten Schnittentbindungen muß von Fall zu Fall ganz individuell gestellt werden.

11. Spastik

11.1. Physiologie der Streckreflexe

Der Streckreflex ist lebensnotwendig, um die Erhaltung des Muskeltonus zu gewährleisten. Ferner ist er die Grundlage der Sicherung der Haltungsspannung zum Ausgleich irgendwelcher willkürlicher Muskelbewegungen, die zu irgendeinem Zeitpunkt vorkommen können.

11.2. Der zuführende Schenkel des Reflexbogens

Durch die Streckung eines Muskels werden spezielle Empfangsorgane, die Muskelspindeln, gereizt. Es handelt sich hierbei um eigenständige Receptoren. Sie enthalten in einer Kapsel dünne quergestreifte Muskelfasern (intrafusale Fasern) mit zwei verschiedenen reizaufnehmenden Anteilen. Diese Spindeln verlaufen parallel zu den übrigen Muskelfasern (extrafusale Fasern). Ein Teil der innerhalb der Muskelfasern liegenden Empfangsorgane besteht aus einer Kernansammlung in der Zentralregion. Man nennt sie auch die Kerntasche (bzw. Kernhaufenfasern). Hier liegen die anulospiralen Endigungen, an denen die sensiblen Fasern primär enden. Die Impulse werden über die Nervenfasern vermittelt, die die höchste Leitgeschwindigkeit haben (IA-Fasern). Diese Muskelfasern, die eine solche Kerntasche enthalten, erhalten ihre motorische Versorgung über eigene, myelinhaltige dünne Nervenfasern, die sog. γ-I-Fasern.

Der andere Teil der innerhalb der Muskelfasern liegenden sensiblen Erfolgsorgane bildet eine Kernkette, die Kernkettenfasern. In den zentralen Anteilen der intrafusalen Faser liegt eine Kette von Kernen. Das ist der Abschnitt, um den die Primärendigung spiralig verläuft. Sie vermitteln die Reize entlang den IA-Fasern. Außerdem haben sie eine zweite Endigung, von der aus die Reize auf die afferenten Fasern der Gruppe II übertragen und von hier aus zum Rückenmark geleitet werden. Die motorische Innervation der Kernketten tragenden Muskelfasern endet an der gleichen Stelle, an der auch das sekundäre Empfangsorgan aufhört. Diese motorischen Fasern stammen von dünnen myelinhaltigen γ-II-Fasern, und sie münden in ein freies Axon, das mit den Muskelfasern gemeinsam weiterzieht.

Neben diesen Muskelspindeln, die über die Längsdehnung und deren Änderung der extrafusalen Muskelfasern Auskunft geben, finden sich weitere Empfangsorgane an den Sehnen, die sog. Golgi-Apparate. Sie registrieren die Sehnenspannung während einer Muskelkontraktion und vermitteln die von ihnen aufgenommenen Reize an die motorischen Kontrollzentren im Rückenmark und Kleinhirn. Hierdurch werden dämpfende Reflexe auf die Muskulatur zur Erhaltung des Gleichgewichtes und der Körperhaltung ausgelöst. Die Reize werden über die sehr schnell leitenden A-α-Fasern vermittelt. Schaltneuronen liegen im Wurzelbereich des Hinterhornes. Von dort werden die Reize diffus auf die Vorderhornzellen des Rückenmarkes übertragen. Diese Verbindungen zwischen den Schaltneuronen und motorischen Neuronen im Vorderhorn sind die Grundlage vieler integrierter Rückenmarkfunktionen. Die meisten Reize, die zum Rückenmark gelangen, werden von den Schaltneuronen weitergeleitet. Diese Verbindungen können die ankommenden Reize in großem Umfang verändern.

11.3. Der abführende Schenkel des Reflexbogens

Die dicken Fasern der primären Empfangsorgane gelangen unmittelbar zu den motorischen Vorderhornzellen. Hierdurch entsteht ein monosynaptischer Reflexbogen. Andere Fasern leiten die Reize weiter zum Kleinhirn. Die Fasern der sekundären Empfangsorgane werden auf Schaltneuronen übertragen und führen zu einer verzögerten reflektorischen Reizbeantwortung.

Man nimmt an, daß die vom Golgi-Apparat aufgenommenen Reize hemmenden Zwischenneuronen zugeleitet werden, die ihrerseits wieder zu hemmenden Impulsen der motorischen Vorderhornzellen führen.

Die parallele Anordnung in die Muskelfasern eingelagerter Muskelspindeln zu der überwiegenden Muskelmasse gewährleistet die Aktivierung der Reizmeldung der Muskelspindeln bei passiver Dehnung der Muskulatur und die Unterbrechung von Reizbildungen bei der willkürlichen Muskelanspannung.

Der Zusammenschluß der γ-Fasern ermöglicht den Kreislauf von Reizbildungsmeldungen an das Rückenmark und deren Beantwortung vom Rückenmark aus über die efferenten Fasern unter Einbeziehung der Muskelspindeln. Die Muskelspindel kann als Wahrnehmungselement eines Reflexbogens aufgefaßt werden, das einerseits Differenzen zwischen seinem eigenen Dehnungszustand und dem der Hauptmuskelmasse registriert und andererseits dazu beiträgt, diese Differenz zu beseitigen. Übergeordnete supraspinale Zentren innerhalb des Systems der γ-Fasern können sowohl fördernde als auch hemmende Impulse auslösen.

11.4. Spastik

Bei Lähmungen vom Typ oberes motorisches Neuron kommt es im Anschluß an den spinalen Schock zu einer Zunahme der Muskelspannung der gelähmten Muskulatur. Jetzt zeigen sich unwillkürliche Bewegungsabläufe. Das steigert sich bis zum Stadium der erhöhten Muskelspannung, der Hyperreflexie und des Auftretens von Cloni. Der Grund ist eine hochgradige Reflexaktivität unterhalb des Verletzungsbereiches. Man nimmt an, daß die Ursache dafür in einer Unterbrechung der hemmenden supraspinalen Impulse des Hirnes zu suchen ist.

Die Reaktionen der Muskelspindeln sind besonders heftig, möglicherweise durch Entladungen im System der motorischen γ-Neuronen. Die Steigerung der Aktivität der motorischen γ-I-Fasern führt zu gesteigerten phasischen Streckreflexen, die der γ-II-Fasern zur Verstärkung der statischen Streckreflexe.

Bei den Halsmarklähmungen entwickelt sich die Spastik durchschnittlich etwa innerhalb von 6, bei den Brustmarklähmungen etwa innerhalb von 10 Wochen nach der Verletzung. Der Höhepunkt der gesteigerten Reflexaktivität wird etwa nach Ablauf von 2 Jahren erreicht. Danach kommt es zu einem allmählichen Nachlassen. Das Auftreten der Spastik wird mitunter irrtümlich als Rückkehr der Funktion fehlgedeutet.

Bei Halsmarklähmungen kommt es fast ausnahmslos, bei Brustmarklähmungen in 75% der Fälle zu Spasmen. Bei Schäden im Lendenmarkbereich liegt die Häufigkeit unter 58%, bei Conus-Cauda-Schäden unter 25%. Bei teilweisen Lähmungen kann die Spastik stärker ausgeprägt sein als bei vollständigen. Ebenso kann die Spastik bei unvollständigen Lähmungen die willkürlichen Bewegungsmöglichkeiten derartig überlagern, daß letztere ohne jeden Nutzeffekt bleiben.

Man unterscheidet zwei Formen der Spastik, die Beuge- und die Streckspastik. Die Behauptung, Beugespasmen seien ein Hinweis auf eine vollständige, Streckspasmen auf eine teilweise Rückenmarkschädigung, stimmt nicht. Bei den Lähmungen vom Typ oberes motorisches Neuron finden sich gewöhnlich sowohl Beuge- als auch Streckspasmen, ja sogar beide Formen nebeneinander, unabhängig davon, ob eine teilweise oder eine vollständige Querschnittlähmung besteht. Die Art der Spastik ist abhängig von den reizauslösenden Ursachen im Lähmungsbereich. Schlecht gepflegte und behandelte Patienten neigen zur Entwicklung einer Beugespastik, während Patienten, die besser gelagert wurden und aktiver sind, insbesondere beim Gehen, zur Entwicklung von Strecksynergismen neigen.

Wird die Spastik nicht behandelt oder erreicht sie ein hochgradiges Ausmaß, so droht im Hintergrund immer die Gefahr der Ausbildung von Gelenkkontrakturen. Sie ist besonders groß bei spastischen Zuständen der der Schwerkraft entgegenwirkenden Beugemuskulatur. Mit der Zeit kommt es zu einer Verkürzung der beteiligten Muskeln. Es entwickelt sich eine Kontraktur durch fibröse Umwandlung der Muskeln und Gelenkkapseln mit dem Ergebnis einer ausgeprägten Bewegungseinschränkung. Diese Kontrakturen können bei der Lagerung des Patienten und bei der Körperpflege Schwierigkeiten bereiten. Auf der anderen Seite kann eine hochgradige Streckspastik dazu führen, daß der Patient aus dem Bett oder aus dem Rollstuhl geschleudert wird und hierbei Verletzungen erleidet.

Grundsätzlich ist die Spastik eine Plage für den Querschnittgelähmten. In gewisser Weise ist sie jedoch auch nützlich, da sie die Muskelmasse erhält, die Durchblutung der unteren Gliedmaßen fördert und die Osteoporose vermindert. Einige Patienten lernen es, in einem an sich funktionslosen Muskel eine Spastik auszulösen und diese Muskelspannung für die Ausführung von Trickbewegungen zu nutzen. Manche nutzen die Streckspasmen der Beinmuskulatur zum Stehen und Gehen. Dennoch kann eine hochgradige Spastik äußerst belästigend sein. Schränkt sie die normalen Aktivitäten des Patienten ein, muß sie besonders behandelt werden.

11.5. Behandlung

11.5.1. Prophylaxe

Der Krankengymnastik kommt bei der Linderung der Spastik eine herausragende Bedeutung zu. Es ist unerläßlich, alle Gelenke der gelähmten Gliedmaßen zweimal täglich über das ganze Bewegungsausmaß durchzubewegen. Hierbei wird die spastische Muskulatur gedehnt.

Da die Strecksynergismen funktionelle Vorteile bringen, muß versucht werden, die Beugespasmen zu schwächen, um die Wirkung der Streckspasmen zu stärken. Während der Bettruhe muß eine Beugestellung der Gelenke vermieden werden. Da die aufrechte Körperhaltung die Streckspasmen fördert, muß der Patient zum Stehen und Gehen angehalten werden, wenn das möglich ist.

Reizursachen im Lähmungsbereich müssen aufgespürt und beseitigt werden, da sie die Spastik verstärken.

Ängstlichkeit fördert die gesamte Spastik. Es ist schwierig, hierfür eine Erklärung zu finden, und es ist ebenso schwierig, das Angstgefühl beim Patienten abzubauen. Eine psychotherapeutische Behandlung in Verbindung mit Psychopharmaka ist eine gute Möglichkeit, diese Schwierigkeiten zu lösen.

11.5.2. Konservative Behandlung

Krankengymnastik: Der Sinn der passiven Bewegungsübungen liegt darin, einerseits eine Ermüdung der Streckreflexe der spastischen Muskulatur zu erzielen und andererseits das volle Bewegungsausmaß der Gelenke zu erhalten. Die Behandlung kann durch Hydrotherapie ergänzt werden. Teilweise wird Wärme-, teilweise Kälteanwendung zur Minderung der Spastik empfohlen. Das ist bei jedem einzelnen Patienten unterschiedlich.

Medikamente: Medikamente mögen in der Behandlung eine gewisse Rolle spielen. Doch läßt sich die Gesamtproblematik durch sie allein sicher nicht lösen. Zur Zeit ist Valium (Diazepam) das wirksamste Medikament. Es wirkt direkt dämpfend auf die polysynaptischen Reflexe ein. Der genaue Wirkungsmechanismus ist nicht geklärt. Es wird jedoch von den meisten angenommen, daß es einen spezifischen antispastischen Effekt an der quergestreiften Muskulatur hat.

Nervenblockaden: Die einfachste Blockade ist die des peripheren Nerven. Sie ist dann wirksam, wenn es sich um eine Spastik einer umschriebenen Muskelgruppe handelt. Man kann dazu absoluten Alkohol oder Phenol anwenden. Leider kommt es danach häufig zur Spastik in einer benachbarten Muskelgruppe. Eine andere Möglichkeit besteht in der Kombination einer temporären lokalen Nervenblockade mit einem Anaestheticum und krankengymnastischer Behandlung während dieses Zeitraumes.

Blockade motorischer Reizpunkte: Spritzt man verdünnte Phenollösung in die motorischen Reizpunkte, werden die dünnen empfindlichen motorischen γ-Fasern blockiert. Hierdurch kommt es zu einer herabgesetzten Empfindlichkeit der Muskelspindeln gegenüber Dehnungsreizen. Da die dickeren Nervenfasern nicht blockiert werden, bleibt die willkürliche Muskelkraft unbeeinflußt. Es handelt sich um eine zeitlich begrenzte Wirkung, die Wochen bis Monate anhält.

Subarachnoidale Blockaden: Besteht ein allgemein stark erhöhter Spasmus der unteren Gliedmaßen, kann eine subarachnoidale Blockade mit Phenol oder absolutem Alkohol angewendet werden. Hierbei kommt es durch die Zerstörung der Nervenscheiden an den betroffenen spinalen Nervenwurzeln zu einer Umwandlung der Lähmung vom Typ oberes motorisches Neuron in eine solche vom Typ unteres motorisches Neuron. Der Nachteil liegt darin, daß sich die Blasen- und Mastdarmfunktion verschlechtern können. Jede noch erhaltene Sexualfunktion geht zugrunde. Bei der Anwendung von Alkohol wird meistens ein Dauerzustand erzielt, bei der Verwendung von Phenol ist das seltener der Fall.

11.5.3. Operative Behandlung

Neurektomie: Das ist das einfachste Verfahren zur Behandlung der Spastik. Die peripheren Nerven werden dabei einfach durchtrennt. Es wird am häufigsten im Bereich des N. obturatorius und des N. pudendus angewendet. An den von ihnen versorgten Muskeln kommt es hierdurch zu einer Lähmung vom Typ unteres motorisches Neuron.

Rhizotomie: Bei einer mehr generalisierten Spastik werden die vorderen oder hinteren Wurzeln der Spinalnerven im Wirbelkanal durchtrennt. Der Vorteil liegt dabei in der Möglichkeit einer selektiven Durchtrennung, wobei die sacralen Wurzeln, wenn das von der Funktion her wünschenswert ist, ausgespart werden.

Myelotomie: Bei generalisierter Spastik der unteren Gliedmaßen kann eine Myelotomie nach BISCHOF vorgenommen werden. Hierbei werden die Verbindungen zwischen dem Vorder- und dem Hinterhorn des Rückenmarkes operativ durchtrennt. Dadurch kommt es zu einer Unterbrechung der Reflexbögen. Die Operation ist technisch schwierig.

Chordotomie oder Chordektomie: Beide Verfahren kommen äußerst selten zur Anwendung.

Orthopädische Operationen: Es wird dann eine Sehnendurchtrennung oder -verlängerung an den spastischen Muskeln vorgenommen, wenn das Ausmaß der Spastik zwar gemildert, sie aber nicht vollkommen beseitigt werden soll. Das Prinzip ist, das Längen-Spannungsverhältnis günstiger zu gestalten und den Muskel durch eine Verlängerung hinsichtlich der unwillkürlichen Kontraktionsmöglichkeiten in eine ungünstigere Ausgangslage zu versetzen. Sehnendurchtrennungen an den Adduktoren oder den Kniebeugern und Achillessehnenverlängerungen sind bekannte Beispiele hierfür.

12. Aufsteigende Lähmungen

Eine unfallbedingte Querschnittlähmung ist im allgemeinen konstant, d. h. im chronischen Stadium ist eine Zunahme der Lähmung nicht mehr zu erwarten. Die sogenannte posttraumatische Syringomyelie ist die Ausnahme von dieser Regel. Sie tritt bei weniger als 2% aller Querschnittgelähmten auf. Es kommt dabei zu einer aufsteigenden Lähmung in Rückenmarkabschnitte oberhalb der ursprünglichen Rückenmarkverletzung. Das tritt nach unterschiedlichen Zeitintervallen ein. Bei vollständigen Lähmungen beträgt dieser Zeitraum durchschnittlich weniger als fünf Jahre, während er bei teilweisen Lähmungen größer als zehn Jahre ist. Die einzelnen Zeichen und die Gesamtsymptomatik deuten auf ein asymmetrisches Geschehen in der grauen Substanz des Rückenmarkes hin. Im Verlauf beginnt es mit Schmerzen, gelegentlich auch mit Taubheitsgefühl, erst danach folgen Funktionsausfälle. Das Krankheitsbild beginnt einseitig. Es betrifft die Fasern für die Leitung der Schmerz- und Temperaturempfindung, die Reflexbögen und gelegentlich die motorischen Vorderhornzellen. Kommt es zu einer absteigenden Lähmung, findet sich ein Wechsel des bisherigen Zustandsbildes insofern, als sich nun eine unerwartete schlaffe Lähmung unterhalb der Rückenmarkverletzung zeigt. Das ließe sich mit einer Unterbrechung der unterhalb der Verletzungsstelle gelegenen Reflexbögen erklären. Solche absteigenden Lähmungen kommen wesentlich seltener vor.

Das Krankheitsbild scheint durch das Auftreten und Fortschreiten von Cysten- und Röhrenbildungen in der grauen Substanz hervorgerufen zu werden. Wie es zu dieser Cystenbildung kommt, ist bisher nicht bekannt.

Bei der Myelographie kann man das betroffene Rückenmarksegment an einer Verbreiterung erkennen. Bei Darstellung des Zentralkanales des Rückenmarkes können sich auch die Höhlenbildungen zeigen.

Das Krankheitsbild kann durch drainierende oder umleitende Operationen zum Stillstand gebracht werden. Sie können sogar zu einer gewissen Rückbildung der neurologischen Ausfälle führen.

13. Chronische Schmerzen

13.1. Ätiologie

Bei frischverletzten Querschnittgelähmten bestehen nur für wenige Tage Schmerzen in Höhe der Wirbelsäulenverletzung. Sie werden durch Bänderzerrungen und Knochenbrüche ausgelöst. Örtliche Muskelspasmen in diesem Bereich verursachen die stärksten Schmerzen.

Bei Querschnittgelähmten im chronischen Stadium haben die Schmerzen verschiedene Ursachen und sind von unterschiedlicher Art. Eine echte Gefühllosigkeit, daß heißt der völlige Verlust jeglicher Empfindung, kommt praktisch nie vor. Es gibt im Lähmungsbereich viele Gefühlsqualitäten, die meisten von ihnen sind unangenehm. Sie folgen bizarren Wegen und scheinen alle nur denkbaren Gefühlsvarianten einzuschließen. Meistens fehlen objektiv erkennbare Ursachen für diese innerlichen Gefühlswahrnehmungen. Schmerzen treten diffus auf und können nur ungenügend lokalisiert werden. Von manchen Zentren wird die Häufigkeit mit 90% angegeben, bei 30% sind sie belästigend, bei weniger als 10% unerträglich. Erhebliche Schmerzen werden am häufigsten bei Cauda-equina-Verletzungen geklagt, doch dabei könnte ein Mischbild vorliegen, das durch die gleichzeitig bedingte Mitbeteiligung der Nervenwurzeln mit von daher ebenfalls ausgehenden Schmerzen begründet ist.

Man vermutet, daß die Schmerzen am distalen Ende des proximalen Stumpfes des durchtrennten Rückenmarkes entstehen. Diese Annahme wird damit begründet, daß es mit spinalen Anaesthetica nicht gelingt, die brennenden Schmerzen zu beeinflussen.

Eine andere Schmerzform kann in Höhe der Verletzung vorkommen und wird durch eine Schädigung der Nervenwurzeln ausgelöst. Solche Schmerzen können durch eine gute Reposition der knöchernen Verletzungen vermieden werden. Durch eine Entlastung der betroffenen Nervenwurzeln können sie beseitigt werden.

Schließlich können Schmerzen durch eine Instabilität der Wirbelsäule hervorgerufen werden. Dann kann eine operative Versteifung notwendig sein. Leider sind solche Operationen hinsichtlich der Schmerzbeseitigung nicht immer erfolgreich, auch dann nicht, wenn sie aus orthopädischer Sicht als gelungen betrachtet werden können.

Von ängstlichen Querschnittgelähmten werden Klagen über Schmerzen so häufig vorgebracht, daß ein Hausbesuch unbedingt notwendig erscheint. Sind erst einmal die Gründe dieser Ängstlichkeit aufgeklärt und mit den Patienten besprochen worden, scheinen die Schmerzen in entsprechendem Maße abzuklingen.

13.2. Behandlung

Der *Krankengymnastik* kommt eine hervorragende Bedeutung bei der Schmerzverhütung zu. Durch diese Behandlung können schmerzhafte Kontrakturen gebessert und durch Dehnungsmaßnahmen die Spastik gemildert werden.

Eine *Beruhigung* der Patienten durch die Ärzte in Verbindung mit einer Aufklärung über die Ursache der Schmerzen ist bei der Behandlung dieser Komplikation besonders wichtig.

Bei diffusen, nicht lokalisierbaren Schmerzen sollten *Medikamente* nicht verordnet werden. Gelegentlich können sie bei Wurzelschmerzen einmal angezeigt sein. Ein Patient, der durch seine Schmerzen inaktiv wird, ist auch derjenige, der sehr schnell medikamentensüchtig wird.

Nervenblockaden können differentialdiagnostisch zur Abgrenzung von Nervenwurzelschmerzen oder als eine Art der konservativen Behandlung zur Anwendung kommen. Ganz allgemein kann gesagt werden, daß Alkohol zu einer dauernden Zerstörung des Nervengewebes führt, während Phenol seltener einen Dauereffekt hervorruft.

Paravertebrale Injektionen mit Lokalanaesthetica und Corticosteroiden in eine schmerzhafte Region können zur Beseitigung unangenehmer Empfindungen beitragen. Anschließend sollte eine krankengymnastische Übungsbehandlung des betroffenen Körperabschnittes durchgeführt werden.

Für *Operationen* ist bei der Beseitigung chronischer Schmerzen nur wenig Raum. Eine gezielte Neurektomie oder eine Wurzeldurchtrennung mag bei umschriebenen Schmerzzuständen angezeigt sein. Eine hintere Wurzeldurchtrennung mag bei Cauda-equina-Schäden notwendig sein, um Schmerzzustände zu beseitigen und gleichzeitig die Sacralsegmente zu schonen. Bei schweren Schmerzzuständen unterhalb der Verletzungsstelle kann eine Durchtrennung des Tractus spinothalamicus erforderlich sein.

Kürzlich wurde eine Elektrostimulation des Hinterstranges zur Beseitigung chronischer Schmerzzustände erfolgreich verwendet. Es ist anzunehmen, daß es hierdurch zu einer Unterbrechung der afferenten schmerzleitenden Fasern kommt.

14. Paraarticuläre Knochenneubildungen
(Paraarticuläre Ossifikationen (PAO oder POA))

Die Knocheneinlagerung in die Weichteile, die ein Gelenk umgeben, ist eine recht häufige Komplikation bei Querschnittgelähmten. Das kommt bei etwa 15 bis 20% aller Patienten vor.
Die Entstehungsursache ist nicht geklärt, wenn auch örtlich Verletzungen durch forcierte Krankengymnastik oft dafür angeschuldigt werden. Das ist jedoch noch nicht bewiesen. Am häufigsten ist das Hüftgelenk beteiligt, in der Anordnung der Häufigkeit gefolgt vom Knie-, Ellenbogen- und Schultergelenk.
Die Kalkeinlagerung beginnt in den Geweben zwischen den Muskeln und nicht in den Muskeln selbst wie bei der Myositis ossificans. Dennoch lassen Untersuchungen der Laboratoriumswerte der Kreatinkinase die Vermutung zu, daß die Skeletmuskulatur an dem Geschehen beteiligt ist. Der Kalkeinlagerung folgt die Bildung von unreifem Knochengewebe, am Ende findet man schließlich ausgereiften Knochen.
Klinisch zeigt sich bei der PAO zunächst meistens eine Schwellung und Temperaturerhöhung in der Umgebung des Gelenkes. Es kann eine Verhärtung der Weichteile tastbar oder eine Einschränkung des passiven Bewegungsmaßes vorhanden sein. Röntgenverlaufsserien zeigen die Entwicklung der Knochenneubildung.
Die Behandlung ist konservativ. Durch maßvolle passive Bewegungsübungen wird eine gute Beweglichkeit des beteiligten Gelenkes bewahrt.
Gelegentlich schränkt der neugebildete Knochen die Gelenkfunktion so hochgradig ein, daß seine Entfernung unumgänglich ist. Die Erfahrung hat gezeigt, daß es zum Rezidiv kommt, wenn der Knochen entfernt wird, bevor er ausgereift ist. Häufig werden bis zur vollen Reife 18 bis 24 Monate benötigt.
Eine Erhöhung der alkalischen Phosphatase im Serum zeigt, daß die Knochenreifung noch nicht erreicht ist. Das ist eine Kontraindikation zur Operation. Während der Entwicklung der heterotopen Knochenbildung wurde eine Erhöhung des Hydroxyprolingehaltes im Urin festgestellt. Die Normalisierung dieser Werte kann jedoch nicht als Beweis dafür angesehen werden, daß die Knochenreifung nunmehr abgeschlossen ist. Verlaufsserien von Untersuchungen mit radioaktiven Substanzen scheinen am besten dazu geeignet, zu entscheiden, wann der Knochen ausgereift ist. Das ist dann der optimale Zeitpunkt für die Operation.

15. Osteoporose und pathologische Frakturen

Bei Querschnittgelähmten entwickelt sich eine deutliche Osteoporose in den Knochen der gelähmten Gliedmaßen. Bei Tetraplegikern ist sie an den Armen geringer ausgeprägt als an den Beinen, da jene teilweise noch willkürlich bewegt werden können. Das Krankheitsbild gehört zu der Gruppe der Inaktivitätsosteoporosen, es ist allerdings stärker ausgeprägt. Es beginnt mit dem Eintritt der Lähmung. Der Verlust von Eiweiß und Kalksalzen ist in den ersten Wochen besonders hoch. Im Anschluß daran bedingen homöostatische Mechanismen eine Verlangsamung dieser Vorgänge, und es kommt vielleicht zur Entwicklung eines neuen Gleichgewichtes. Dieser Kalksalzverlust und die Ausscheidung des Calciums im Urin sind die Hauptursachen der Steinbildung in der Blase und den Nierenkelchen bei Querschnittgelähmten.

Die Osteoporose ist besonders stark ausgeprägt bei schlaffen Lähmungen vom Typ unteres motorisches Neuron. Bei Lähmungen vom Typ oberes motorisches Neuron kommt es durch die Spastik zur Erhaltung des Muskeltonus, es laufen unwillkürliche Bewegungen ab, dadurch wird die Knochensubstanz geschützt.

Die pathologischen Frakturen sind eine Folge dieser Osteoporose. Meistens ereignen sie sich an den langen Röhrenknochen der unteren Gliedmaßen und hier wieder besonders am Oberschenkel. Häufig handelt es sich um supracondyläre Frakturen. Traumen, die zu einer Fraktur führen, können sehr geringfügig sein, ein unvorsichtiges Überwechseln, ein Sturz aus dem Rollstuhl oder auch krankengymnastische Übungen sind häufige Ursachen.

Die Diagnose stützt sich auf eine umschriebene Schwellung, eine Falschbeweglichkeit und auf das Knochenreiben. Sie wird durch Röntgenaufnahmen gesichert.

Wann immer es möglich ist, sollte die Behandlung konservativ sein. Schienung mit Kissen kann mit Erfolg angewendet werden. Obwohl die Knochen osteoporotisch sind, erfolgt die Heilung sehr schnell.

Ist eine operative Behandlung oder ein Gipsverband notwendig, muß die Gefahr der Entstehung von Druckgeschwüren bedacht werden. Eine sachgerechte Prophylaxe ist dann dringend geboten.

Eine Behandlung mit Zugverbänden über die Haut ist kontraindiziert. Drahtzüge am Knochen werden wegen der Gefahr der Druckgeschwürentstehung am Unterschenkel und über dem Kreuzbein nur selten angewendet.

16. Ziele der Rehabilitation

Das grundsätzliche Anliegen der Rehabilitation Querschnittgelähmter ist die größtmögliche Nutzung der verbliebenen Funktionen. Das oberste Ziel ist die Erlangung der weitestgehenden Selbständigkeit im Hinblick auf das bestehende Ausmaß der neurologischen Ausfälle. Ein erfolgreiches Rehabilitationsprogramm sollte den Patienten bis zu dem Leistungsstand bringen, von dem aus er in der Lage ist, auch wieder eine berufliche Tätigkeit aufzunehmen. Von einigen wird gesagt, daß ein Querschnittgelähmter dann mit Erfolg rehabilitiert ist, wenn er wieder Steuerzahler geworden ist.

16.1. Paraplegie

Während der Akut- und Frühbehandlung unter Bettruhe müssen alle Anstrengungen unternommen werden, die Muskelkraft der oberen Gliedmaßen und jeder anderen nicht gelähmten Muskelgruppe zu erhalten und noch zu steigern.

Die Muskelkraft wird wie folgt eingestuft:

Grad 0 = Keine Anspannungsmöglichkeit
Grad 1 = Sicht- oder tastbare Muskelanspannung
Grad 2 = Bewegungsmöglichkeit über das ganze Bewegungsmaß des beteiligten Gelenkes unter Aufhebung der Schwerkraft
Grad 3 = Bewegungsmöglichkeit über das ganze Bewegungsausmaß des beteiligten Gelenkes gegen die Schwerkraft
Grad 4 = Wie Grad 3, jedoch unter Überwindung eines gewissen Widerstandes
Grad 5 = Volle Kraft

Diese Teste sollten ohne Unterbrechung dreimal hintereinander geprüft werden, bevor das Ergebnis festgelegt wird.
Nach Abschluß der Bettruhe wird das Training so fortgesetzt, daß die höchstmögliche Beweglichkeit im Rollstuhl erreicht wird. Ebenso muß die Wiedererlangung einer guten Gleichgewichtsfunktion angestrebt werden. Das Überwechseln vom Rollstuhl in das Bett, das Auto, unter die Dusche oder in die Badewanne und umgekehrt müssen geübt werden. Der Querschnittgelähmte muß mit seinem Rollstuhl so vertraut sein, daß er ihn als einen zu ihm zugehörigen Teil seines Körpers empfindet.
Die Fähigkeit, sich alleine an- und auszuziehen und die Unabhängigkeit bei der Körperpflege sind weitere Ziele innerhalb des Trainingsprogrammes für die Verrichtungen des täglichen Lebens (Activities of daily living – A.D.L., Selbsthilfetraining). Im Hinblick auf die großen Schwierigkeiten bei der Benutzung öffentlicher Verkehrsmittel ist gewöhnlich das selbständige Führen eines Kraftfahrzeuges unerläßlich. Querschnittgelähmte mit Verletzungen unterhalb T 2 – T 12 sollten im Rollstuhl und bei den Verrichtungen des täglichen Lebens einschließlich der Entleerung von Blase und Mastdarm vollkommen unabhängig von fremder Hilfe sein. Je besser die Nervenversorgung vom Brustmark aus ist, um so sicherer ist die Sitzbalance.
Bei Rückenmarkschäden unterhalb T 12 und darunter bestehen echte Möglichkeiten, mit Stützapparaten und Unterarmgehstützen nutzbringend zu gehen. Bei ihnen besteht mindestens der Vorteil der Hüftfixierung über den M. quadratus lumborum. Obwohl bei höhergelegenen Brustmarklähmungen eine Versorgung mit Stützapparaten grund-

sätzlich möglich ist, beansprucht das Gehen die Körperkräfte so stark, daß es keinen sinnvollen Nutzen bringt. Sie können jedoch diese Hilfsmittel zu Hause zum Stehtraining als Teil ihres täglichen Übungsprogrammes benutzen. Es kann nicht überraschen, daß sie nach der Entlassung das Gehen aufgeben, ist doch der Energieverbrauch dem vergleichbar, den ein Gesunder hat, wenn er eine Treppe über mehrere Stufen springend hinaufstürmt.

Je mehr funktionstüchtige Muskulatur in Höhe und unterhalb der Hüften erhalten ist, umso mehr Aussichten bestehen für einen Querschnittgelähmten, wieder ein guter Fußgänger zu werden. Bei Lähmungen unterhalb L 3 und tiefer kann der Gang mit kurzen Stützapparaten und Unterarmgehstützen in Abhängigkeit von der Kraft des M. quadriceps erlernt werden.

16.2. Tetraplegie

Bei Halsmarkgelähmten wird grundsätzlich das gleiche Trainingsprogramm zur Kräftigung und zur Schulung des Gleichgewichtes durchgeführt, obwohl das Ausmaß der Lähmung die Unabhängigkeit hinsichtlich der Bewegungsmöglichkeiten und der Verrichtungen des täglichen Lebens natürlich einschränkt.

Zusammengefaßt ergibt sich folgendes Bild bei Lähmungen unterhalb von:

C 4 – Der Gebrauch der oberen Gliedmaßen ist nur mit Hilfe von Hilfsmitteln möglich, die durch Fremdkraft angetrieben werden.

C 5 – Die Patienten sind mit unterstützenden Hilfsmitteln in der Lage, alleine zu essen, eine begrenzte Körperpflege selbständig durchzuführen, eine Schreibmaschine zu bedienen, einen Rollstuhl langsam anzutreiben und Hilfe beim An- und Ausziehen zu leisten. Beim Überwechseln und bei der Blasen- und Darmentleerung benötigen sie Fremdhilfe. Zur Überwindung größerer Strecken kann ein elektrisch angetriebener Rollstuhl erforderlich sein.

C 6 – Die Patienten können greifen und die Hand öffnen, da die Handgelenkstrecker einen passiven Faustschluß ermöglichen. Sie sollten in der Lage sein, sich an- und auszuziehen, einen Rollstuhl gut zu handhaben und unter Zuhilfenahme von Strickleitern überzuwechseln. Sie benötigen möglicherweise einige Fremdhilfe bei der Darmentleerung und beim Gebrauch von Urinalen.

C 7 – 8 Durch die erhaltene Funktion der Fingerbeuger- und -strecker kann auf den Gebrauch von Hilfsmitteln verzichtet werden. Die Funktion des M. triceps ermöglicht das Überwechseln. Im Rollstuhl ist Unabhängigkeit möglich.

T 1 – Die Patienten besitzen voll funktionsfähige Arme und Hände. Es handelt sich also um eine hohe Paraplegie. Die Gleichgewichtsfunktion ist schwach und hängt im wesentlichen vom Leistungsvermögen des M. latissimus dorsi ab.

In der ersten Zeit werden oft rasche Fortschritte in der Aufschulung erzielt, doch kommt es nach 4 – 6 Monaten zu einem gewissen Stillstand. Das Ausmaß der erreichten Unabhängigkeit ist in hohem Maße von der Mitarbeit des Patienten und seinem Wunsch, Fortschritte zu erzielen, abhängig.

17. Psychologie des Querschnittgelähmten

17.1. Allgemeines

Es gibt zwar keine typische Personalität des Querschnittgelähmten. Dennoch sieht man viele junge Menschen mit einem gemeinsamen psycho-sozialen Hintergrund. Sie kommen aus den unteren sozialen und wirtschaftlich ungünstiger gestellten Bevölkerungskreisen, es fehlte ihnen in ihrem Leben an Erziehung, sie haben die Schule in sehr jungen Jahren verlassen, ihre Berufe und ihre Freizeitbeschäftigungen sind mehr körperlicher Art und gefährlich.

Nach der Verletzung müssen sie sich mit einer völlig veränderten, neuen Welt auseinandersetzen. Sie müssen lernen, selbst Verantwortung für ihre gesamte persönliche Sorge zu übernehmen, sie können sich nicht mehr den Luxus physisch aggressiver Explosionen erlauben, sie müssen sich sinnvoll in ein geregeltes Leben einordnen.

17.2. Frühreaktionen

Angst, Depressionen: Während der Rehabilitation wechseln gewöhnlich Phasen der Zuversicht mit Zeiten der Niedergeschlagenheit ab. Sobald sich der Patient von den unmittelbaren akuten Unfallfolgen erholt hat, prägen klinisch ängstliche und depressive Reaktionen das Gesamtbild. Manchmal treten diese Reaktionen spät auf oder sie sind überdeckt. Eine Aufklärung des Patienten darüber, was der jetzige Zustand für ihn bedeutet, welche Aussichten die Behandlung für ihn bringen kann und welche Zukunftserwartungen für ihn bestehen, kann oft zu einem plötzlichen Eingeständnis seiner eigenen Nöte und Verzweiflung führen. Solche Gespräche haben eine weit größere Wirkung in der Bewältigung der Probleme als Valium oder stimmungsbelebende Medikamente.

Ablehnung: Scheint ein Frischverletzter nicht niedergeschlagen, so verbirgt sich dahinter gewöhnlich, daß er die funktionelle Einbuße oder die damit verbundenen sozialen Folgen nicht wahrhaben will, daß er sie nicht realisiert. Ein solches Verhalten kann als zeitlich begrenzte Lösung hilfreich sein. Es wird aber zu einem schwerwiegenden Problem, wenn es als beherrschender Faktor auf die Dauer beibehalten wird.

Klagen und Trauer: Klagsame Verhaltensweise und Trauerstimmung können eine andere Form der Reaktion auf die erlittene Querschnittlähmung sein. Diese Patienten brauchen Zeit, um den Verlust ihrer körperlichen Leistungsfähigkeit zu beklagen. In erheblichem Ausmaß trägt die Zeit aber auch dazu bei, diesen Zustand zu überwinden.

Körperliche Sorgen: Die unübersehbare Veränderung der körperlichen Leistungsfähigkeit beeinträchtigt den Patienten in ganz erheblichem Ausmaß. Große innere Spannung und Angst verursachen die gestörten Ausscheidungsvorgänge mit einem besonderen Schwerpunkt in der Zeit der körperlichen Wiederaufschulung. Kommt es zu einer unfreiwilligen Entleerung von Stuhl oder Urin, fühlt sich der Patient dafür verantwortlich.

Das ist die Ursache nun aufkommender Schuld- und Schamgefühle. Das muß jeder Angehörige der Behandlergruppe wissen und erkennen. Es ist seine Aufgabe, dem Patienten die Zusammenhänge zu erklären und zu versuchen, ihn dazu zu bringen, daß er sich durch diese Ereignisse nicht selbst zu sehr belastet. Der junge Querschnittgelähmte quält sich mit den Gedanken über seine sexuelle Leistungsfähigkeit bzw. deren Verlust herum. Schwierigkeiten bei der Erfüllung seiner Sexualität beeinflussen in hohem Maße die Selbsteinschätzung seiner Männlichkeit. Eine uneingeschränkte Erläuterung seiner persönlichen Situation und der von ihm zu erwartenden künftigen Entwicklung ist für ihn eine große Hilfe, um sein ungestörtes Selbstgefühl wiederzuerlangen.

17.3. Langzeitreaktionen

Die Anpassung an die Behinderung wird in ganz entscheidender Weise von der Abhängigkeit von anderen geprägt. Allgemein lassen sich zwei Formen voneinander unterscheiden: Die überschätzte und die unterschätzte Abhängigkeit.

Überschätzte Abhängigkeit: Diese Patienten streben nach Anerkennung, beanspruchen sehr viel Aufmerksamkeit von der Behandlergruppe, stellen unendliche Fragen, sind bei jedem Versuch, Neues zu erlernen, furchtsam und können keine eigenen Entscheidungen fällen. Hieraus ergibt sich, daß sie von der Katastrophe, die sie betroffen hat, überwältigt wurden und für sie keine Hoffnung mehr besteht, ihr Leben wieder selbst in die Hand zu nehmen. Für einige dieser Patienten ist der Zeitfaktor eine Hilfe. Andere betrachten ihren Unfall als den Ausschluß aus der Leistungsgesellschaft. Sie sind der Auffassung, man könne von ihnen nunmehr weder Selbstvertrauen noch Selbsthilfe verlangen.

Unterschätzte Abhängigkeit: Diese Patienten sind in ungerechtfertigter Weise zuversichtlich, eigensinnig, unfähig, sinnvolle Hilfe anzunehmen und setzen sich unerreichbare Ziele. Mit ihrem Ehrgeiz überspielen sie die wahren Gegebenheiten zu sehr, so daß ihnen auf lange Sicht nicht geholfen werden kann.

Aggressionen: Andere Patienten zeigen wiederum ein aggressives Verhalten. Obwohl die Behandlergruppe hierdurch gereizt wird, sollten Gegenaggressionen vermieden werden, da sonst persönliche Feindschaften neue Schwierigkeiten heraufbeschwören. Schließlich kämpfen solche Patienten gegen ihre Behinderung an, wenn auch mit ungeeigneten Mitteln. Man sollte versuchen, diese Aggressionen in konstruktive Aktivitäten umzumünzen.

Körperliche Klagen: Ständig ängstliche Patienten weisen immer wieder auf funktionelle Verschlechterungen ihres Zustandes hin. Dabei handelt es sich um eine Umsetzung ihrer Nöte in körperliche Zeichen. Geduld und Beruhigung der Patienten sind die besten Mittel, hier zu helfen. Sie müssen das Gefühl bekommen, daß alles für sie getan wird und alle ein besonderes Interesse an ihnen haben. Wenn sie beginnen das einzusehen, dann werden diese körperlichen Klagen aufhören.
Das Ziel der Rehabilitation ist immer darauf ausgerichtet, die Persönlichkeit und das Selbstwertgefühl zu stärken. Es ist ihre Aufgabe, dem Menschen zu helfen, ein neues Ich aufzubauen, das das weitere Dasein für lebenswert hält, obwohl die Verbindung zu dem früheren Ich unterbrochen wurde. Auf der Grundlage seines Selbstwertgefühles muß der Patient sich ein neues Selbstbildnis schaffen.

18. Sterblichkeit

Vor dem Zweiten Weltkrieg überlebten nur wenige Querschnittgelähmte länger als zwei Jahre. Wurde das akute Stadium überwunden, dann starben sie gewöhnlich an den Folgen einer chronischen Urosepsis und an den Folgen von Druckgeschwüren.
Heute liegt die Frühsterblichkeit unter 10%, wenn eine fachgerechte Behandlung erfolgt. Die Lebenserwartung der Paraplegiker ist gegenüber der übrigen Bevölkerung durchschnittlich um 10%, der Tetraplegiker um 15 – 20% verkürzt. Die Erklärung für diesen Wandel ist vor allen Dingen darin zu suchen, daß die medizinische Behandlung den Eintritt von Komplikationen bei den Querschnittgelähmten vermeiden kann oder daß man ihnen eine sachgerechte Behandlung zukommen läßt und weniger in irgendwelchen dramatischen Fortschritten in der speziellen Behandlung der eigentlichen Lähmung.

18.1. Frühsterblichkeit

Lungenkomplikationen: Man spricht von einem akuten Todesfall, wenn der Tod innerhalb der ersten zwei Monate nach der Verletzung eintritt. Lungenkomplikationen wie Atelektasen, Verdichtungen und Pneumonien beim Fehlen einer fachgerechten krankengymnastischen Behandlung, Lungenödeme als Folge von Überinfusionen und Aspiration von Erbrochenem sind die häufigsten Ursachen für den Eintritt des Todes in der Akutphase.

Mehrfachverletzungen: An nächster Stelle hinsichtlich der Todesursachen stehen kumulierende Effekte mehrerer gleichzeitiger Verletzungen. Die genaue Ursache dieser Todesfälle ist nicht bekannt, doch möglicherweise spielt das Versagen der Stoffwechselregulationen dabei eine Rolle. Die Todesursache ist jedenfalls nicht die Rückenmarkverletzung als solche.

Blutungen: An dritter Stelle stehen wahrscheinlich massive akute Blutungen im Magen-Darm-Kanal in der Reihenfolge der Todesursachen während der Akutphase. Sie kommen bei etwa 5% der schweren Rückenmarkverletzungen vor, besonders dann, wenn andere Begleitverletzungen vorliegen oder wenn sofortige operative Eingriffe durchgeführt werden.

Herz- und Atemstillstand: Eine weitere, nicht ungewöhnliche Todesursache ist das akute Herz-Kreislaufversagen. Häufig bleibt das auslösende Geschehen unbekannt. Es kann sich um eine Hemmung vasovagaler Reflexe oder aber auch um einen plötzlichen Atemstillstand als Folge von Atemkomplikationen handeln.

Lungenembolie: Massive Lungenembolien kommen als Todesursache als Folge nicht erkannter tiefer Venenthrombosen, die sich meistens an den unteren Gliedmaßen abspielen, in Betracht.

18.2. Spättodesfälle

Unter Spättodesfällen versteht man die Todesfälle, die sich später als zwei Monate nach Eintritt der Rückenmarkverletzung ereignen. Die häufigste Ursache ist das Nierenversagen, ausgelöst durch Hydronephrosen, Pyelonephritiden, Nierensteine, Amyloidose der Nieren oder Kombinationen dieser Krankheitsbilder.

In den meisten heutigen Statistiken ist das Nierenversagen jetzt zu weniger als 50% die entscheidende den Tod auslösende Ursache.

Lungenkomplikationen: Weitere Ursachen der Spättodesfälle sind Lungenkomplikationen. Meistens sind es Infektionen des oberen Atemtraktes bei Halsmarkgelähmten. Im Grunde handelt es sich um den gleichen Kreis, den man auch im Akutstadium beobachtet, nämlich Atelektasen und Lungenverdichtungen als Folge von Sekretansammlungen im Bronchialbaum und überlagert durch Broncho- oder Lobär-Pneumonien. Diese Komplikationen können innerhalb von 24 Std nach dem Auftreten der ersten Zeichen zum Tode führen.

Druckgeschwüre: Mehrfache Druckgeschwüre unter Mitbeteiligung von Knochen und Gelenken und chronische septische Zustandsbilder können bei einem Patienten innerhalb einer kurzen Zeit von sechs Wochen den Tod auslösen.

Selbstmord: Bei Patienten mit einer so schweren Behinderung, wie sie eine Querschnittlähmung darstellt, würde man erwarten, daß der Selbstmord in der Reihe der Todesursachen eine Rolle spielen müßte. Das ist aber nicht der Fall. Selbstmorde werden bei Querschnittgelähmten nicht häufiger beobachtet als bei der übrigen Bevölkerung. Werden Selbsttötungsversuche unternommen, so kann das einmal aktiv durch Einnahme von Medikamenten in tödlicher Dosis, zum anderen aber auch passiv durch Selbstvernachlässigung geschehen, wodurch sich alle bei der Querschnittlähmung bekannten Komplikationen entwickeln.

19. Soziale Gesichtspunkte der Rehabilitation

Es gibt verschiedene Problemkreise für den Querschnittgelähmten, die, auch wenn es sich nicht um medizinische Fragestellungen handelt, doch in dem Gesamtplan mitberücksichtigt werden müssen. Die Schwierigkeiten berühren eigentlich andere Spezialbereiche, deshalb sollen sie hier nur kurz skizziert werden.

19.1. Rechtsfragen

Es muß alles unternommen werden, um zu gewährleisten, daß der Patient sich seiner rechtlichen Situation bewußt wird und daß sein Rechtsvertreter oder der Versicherungsträger in klarer Form über die Einzelheiten unterrichtet wird. Diese Problematik kann in ungeheurem Ausmaß zur Beunruhigung des Patienten beitragen und die Erholung ungünstig beeinflussen.

19.2. Familie

So früh wie möglich müssen die unmittelbaren Familienangehörigen genau und schonend über die Verletzungsfolgen und die Prognose aufgeklärt werden. Unerläßlich ist die Beratung und Hilfestellung durch den Sozialarbeiter. Diese Fürsorge muß kontinuierlich fortgesetzt werden, und zwar nicht nur während des stationären Aufenthaltes des Patienten im Krankenhaus, sondern auch nach der Entlassung am Heimatort. Sie kann so weit gehen, daß der Familie bei der Unterbringung und der Sorge für ein Kind Hilfe gewährt werden muß, wenn die Mutter verletzt wurde. Gelegentlich kann der Sozialarbeiter sogar gezwungen sein, die Rolle eines Eheberaters zu übernehmen.

19.3. Finanzielle Fragen

Nach finanziellen Hilfen für eine Familie muß dann gesucht werden, wenn der Verletzte deren Ernährer ist und keine anderen Geldmittel zur Verfügung stehen. Es kann möglich sein, daß eine solche Unterstützung aufrecht erhalten werden muß, bis der Patient wieder eine berufliche Tätigkeit aufgenommen hat oder bis eine Umschulung abgeschlossen ist. Sozialarbeiter besitzen große Erfahrungen in der Entwirrung der Verflechtungen öffentlicher Einrichtungen in Rentenverfahren, bei Behindertenrenten usw.

19.4. Arbeit

Nach einer so schweren Verletzung kann sich die Notwendigkeit eines Berufswechsels oder der Umschulung auf einen anderen Beruf ergeben. Es kann auch nur noch eine Beschäftigung in einer Werkstätte für Behinderte möglich sein. Das muß alles noch während der stationären Behandlung vorbereitet und geklärt werden, damit der Patient zum Zeitpunkt der Entlassung weiß, was er beruflich tun wird und wo das geschehen soll. Es ist ein bedeutender psychologischer und finanzieller Faktor für den Querschnittgelähmten, wenn er wieder als Ernährer der Familie nach Hause zurückkehrt. Darüber hinaus rundet das das Gesamtziel der Rehabilitation ab – die Rückkehr in die Gesellschaft und in den Beruf.

19.5. Wohnung

In den meisten Fällen wird eine Beratung notwendig sein, wie die Wohnung rollstuhlgerecht angepaßt werden muß. Die Errichtung von Rampen, breiten Türen, einer rollstuhlgerechten Toilette, geeigneter Badeeinrichtungen, einer behindertengerechten Küche bei Hausfrauen skizzieren nur einige der erforderlichen Überlegungen. Die Klärung dieser Fragen läßt sich durch Hausbesuche erfahrener Sachkenner herbeiführen. Sie müssen dann die Familie entsprechend beraten.

19.6. Heimunterbringung

Manchmal kann der Patient nicht in die Familie zurückkehren, sei es, weil eine zu schwere Behinderung verblieben ist, sei es, daß zu Hause eine schadensgerechte Pflege nicht gewährleistet ist. Hier muß nach anderen Möglichkeiten gesucht werden. Meistens finden sie sich in Form der Unterbringung in einem Pflegeheim. Das ist jedoch eine wenig befriedigende Lösung, da sie dazu führt, daß die Patienten in einem Heim mit vielen chronisch kranken Menschen, die wesentlich älter als sie selbst sind, „untergebracht" werden. Es bereitet ihnen große Schwierigkeiten, nach draußen zu gelangen und gesellschaftliche Kontakte zu pflegen – so werden sie hier zwangsläufig verkümmern. Meistens ist eine sachgerechte ärztliche Betreuung für Querschnittgelähmte nicht gewährleistet. Man darf hoffen, daß in nicht allzuweiter Ferne speziell auf die Belange der Querschnittgelähmten zugeschnittene Wohnheime errichtet werden, in denen schwer behinderte, alleinstehende Querschnittgelähmte versorgt werden können, ohne vollständig „institutionalisiert" zu werden, und in denen sie Lebensbedingungen antreffen, die ihnen eine lebenswerte Zukunft eröffnen.

20. Literatur

Verletzungen der Wirbelsäule

ARBEITSAUSSCHUSS „Querschnittslähmungen": Richtlinien für die Behandlungsmaßnahmen bei frischer Querschnittslähmung. Rehabilitation 4, 138 – 142 (1965)

BÖHLER, J.: Operative Behandlung der Pseudarthrosen des Dens epistrophei mit vorderer und hinterer Spondylodese. Acta chir. aust. 2, 28 – 30 (1970)

BÖHLER, J.: Operative Behandlung von Halswirbelsäulenverletzungen. H. Unfallheilk. 108, 132 – 136 (1971)

BÖHLER, J.: Operative Behandlung von Frakturen der Brust- und Lendenwirbelsäule. H. Unfallheilk. 108, 145 – 148 (1971)

FISCHER, H.: Traumatologie der Wirbelsäule und ihre Behandlung (Sammelreferat). In: Junghanns, H. (Hrsg.): Die Wirbelsäule in Forschung und Praxis, Bd. 57. Stuttgart: Hippokrates 1972

HERRMANN, H.-D.: Operative Behandlung der Verletzungen der Halswirbelsäule ohne Querschnittlähmung. Unfallheilkunde 79, 19 – 27 (1976)

JAHNA, A., WITTICH, H.: Was kann man mit der konservativen Behandlung der Halswirbelfrakturen, Luxationen und Luxationsfrakturen erreichen? H. Unfallheilk. 108, 62 – 70 (1971)

JUNGHANNS, H.: Verblockungsoperationen bei Frakturen der Halswirbelkörper. Mschr. Unfallheilk. 73, 443 – 452 (1970)

JUNGHANNS, H.: Metallfixation von Knochenblocks an der Halswirbelsäule. Chirurg 44, 87 – 90 (1973)

KLAPP, F., HERTEL, P., MÜLLER, B., HERRMANN, H.-D.: Verletzungen der Brust- und Lendenwirbelsäule. Chirurg 48, 498 – 505 (1977)

KOPPELMANN, J., FRIEDEBOLD, G.: Die Indikation zur ventralen Fusion bei frischen Frakturen und ihren Folgezuständen. Z. Orthop. 112, 904 – 905 (1974)

LAUSBERG, G.: Akutmaßnahmen bei Wirbelsäulenverletzungen mit und ohne Rückenmarksbeteiligung. Langenbecks Arch. Chir. 327, 981 – 986 (1970)

LÉVY, A., STULA, D., MÜLLER, W., ZÄCH, G.: Praktisches Vorgehen bei instabilen Halswirbelsäulenverletzungen. Helv. chir. Acta 43, 503 – 506 (1976)

MEINECKE, F. W.: Rückenmarksschäden bei Schleuderverletzungen der Halswirbelsäule. Dtsch. med. Wschr. 95, 1209 – 1212 (1970)

MEINECKE, F.-W.: Die Behandlung Querschnittsgelähmter nach Unfällen. Med. Klin. 67, 761 – 767 (1972)

MEINECKE, F.-W.: Behandlung und Rehabilitation Querschnittgelähmter. (Sammelreferat). In: JUNGHANNS, H. (Hrsg.): Die Wirbelsäule in Forschung und Praxis, Bd. 67. Stuttgart: Hippokrates 1976

PAESLACK, V.: Rehabilitation von Patienten mit Paraplegien. Rehabilitation 12, 141 – 146 (1973)

PAESLACK, V., MEINECKE, F.-W., WAHLE, H.: Rehabilitation von Patienten mit Rückenmarkschäden. In: SCHOLZ, J.F. (Hrsg.): Heidelberger Rehabilitationskongreß. Kongreßbericht S. 642 – 659. Stuttgart: Gentner 1968

PENNING, L.: Dynamische Aspekte der Halswirbelsäulenverletzung. Unfallheilkunde 79, 5 – 10 (1976)

PLAUE, R.: Die knöchernen Wirbelverletzungen. Z. Orthop. 112, 870 – 872 (1974)

PROBST, J.: Behandlung, Rehabilitation und Nachbetreuung Rückenmarkverletzter. Schriftenreihe: Unfallmed. Tagg. d. Landesverbände d. gewerbl. BGen, H. 15. Bonn: Hauptverband d. gewerblichen Berufsgenossenschaften 1972

REHN, J.: Die knöchernen Verletzungen der Wirbelsäule. In: ERDMANN, H. (Hrsg.): Die Begutachtung der verletzten Wirbelsäule. in: JUNGHANNS, H. (Hrsg.): Die Wirbelsäule in Forschung und Praxis, Bd. 40, S. 131 – 138. Stuttgart: Hippokrates 1968

REMUS, W., PLAUE, R., PARSCH, K.: Orthopädische Operationen bei erwachsenen Querschnittgelähmten. Arch. orthop. Unfall-Chir. 79, 119 – 134 (1974)

ROSSIER, A. B., BRUNNER, V.: Zur initialen Behandlung der frischen Querschnittsläsion. Schweiz. med. Wschr. 94, 362 – 370 (1964)

STOEPHASIUS, E.: Klinik, Pathologie und Therapie der traumatischen Querschnittslähmungen. aktuelle traumatologie 2, 7 – 11 (1972)

Verletzungen des Rückenmarkes

Koch, I.: Rückenmarkverletzungen. Z. ärztl. Fortbildung 69, 355–358 (1975)
Koch, I.: Ätiologie der traumatischen Querschnittlähmung. Z. ärztl. Fortbildung 70, 1055–1058 (1976)

Behandlung des frischen Querschnittgelähmten

Ernst, S.: Probleme und Grenzen der Rehabilitation Querschnittgelähmter aus internistischer Sicht. H. Unfallheilk. 87, 190–194 (1966)
Faubel, W., Flach, K.: Gefäßsituation und Belastbarkeit bei Querschnittgelähmten. Z. Orthop. 112, 111–117 (1974)
Kern, E., Klaue, P.: Diagnose und Operationsindikation beim stumpfen Bauchtrauma. Dtsch. med. Wschr. 100, 661–664 (1975)
Koch, I.: Richtlinien zur Erstbehandlung am Unfallort bei traumatischen Querschnittlähmungen. Z. ärztl. Forbild. 70, 1058–1062 (1976)
Koelsch, K.A.: Der Stress-Ulkus, seine Entstehung und Behandlung. Zbl. Chir. 23, 1409–1419 (1976)
Koppelmann, J.: Die periphere Durchblutung bei posttraumatischer Para- und Tetraplegie. Z. Orthop. 112, 1201–1209 (1974)
Lemberg, K. L.: Über die Komplikationen der Querschnittlähmungen. Münch. med. Wschr. 103, 2213 (1961)
Lemberg, K. L.: Die Rehabilitation Querschnittgelähmter. Münch. med. Wschr. 103, 1005 (1961)
Meinecke, F.-W.: Zur Frage der konservativen und operativen Frühbehandlung bei traumatischen Paraplegien. In: Bushe, K.A. (Hrsg.): Die Wirbelsäule in Forschung und Praxis, Bd. 42, S. 70–77. Stuttgart: Hippokrates 1969
Meinecke, F.-W.: Sofort- und Frühbehandlung bei Halsmarklähmungen. Unfallheilkunde 79, 11–17 (1976)
Mühlbauer, L.: Vorbeugung und Behandlung bronchopulmonaler Komplikationen bei Rückenmarksverletzten. Med. Welt 21, 1905–1909 (1970)
Nechwatal, E.: Kritische Anmerkungen zum Transport von Halsmarkverletzten. Chirurg 46, 521–523 (1975)
Paeslack, V.: Ergebnisse der konservativen Frühbehandlung bei traumatischer Halsmarkschädigung. In: Bushe, K. A. (Hrsg.): Traumatische Querschnittslähmungen. In: Junghanns, H. (Hrsg.): Die Wirbelsäule in Forschung und Praxis, Bd. 42, S. 97–103. Stuttgart: Hippokrates 1969
Paeslack, V.: Internistische Fragestellungen bei der Rehabilitation Querschnittgelähmter. Internist (Berl.) 12, 230–232 (1971)
Paeslack, V.: Behandlung und Rehabilitation Querschnittgelähmter. Fortschr. Med. 89, 52–54 und 97–99 (1971)
Pampus, I., Backhausen, F.: Druckgeschwüre: Verhütung und Behandlung in Praxis und Krankenhaus. Dtsch. Ärztebl. 74, 349–354 (1977)
Rossier, A. B., Brunner, V.: Zur initialen Behandlung der frischen Querschnittsläsion. Schweiz. med. Wschr. 94, 362–370 (1964)
Ruidisch, M. H.: Der Hubschrauber-Transport Schwerverletzter. Schriftenreihe Unfallmed. Tagg. der Landesverbände der gewerbl. BGen H. 8, 111–146 (1969)
Turban, K. L., Kaltwasser, B.: Lagerungsverfahren für Querschnittgelähmte anstelle einer Drehbehandlung. Unfallchirurgie 2, 35–38 (1976)
Wolter, D.: Hauttemperaturverhalten als Ausdruck gestörter Thermoregulation bei Querschnittgelähmten. Med. Welt 20, 2020–2023 (1969)
Zäch, G. A.: Transportprobleme im Hochgebirge beim Querschnittgelähmten. Ärztl. Praxis 87, 3482–3486 (1975)
Zrubecky, G.: Zur Ausschaltung von hochgradigen Spasmen bei Paraplegikern. Arch. orthop. Unfallchir. 85, 51–59 (1976)

Neurogene Blasenlähmung

Hachen, H. J.: Diagnose und Behandlung neurogener Blasenentleerungsstörungen. Folia chemotherapeutica. Basel: Hoffmann La Roche 1977
Haubensak, K.: Die Elektrostimulation der gelähmten Blase. Unfallchirurgie 2, 80–81 (1976)
Madersbacher, H.: Der Wert des intermittierenden Katheterisierens zur Vermeidung von Harnwegsinfekten bei frischen Querschnittsläsionen. Urol. 65, 915–925 (1972)
Madersbacher, H.: Probleme bei der Harnableitung frischer Querschnittpatienten. Mschr. Unfallheilk. 76, 461–466 (1973)
Madersbacher, H.: Die neurogen gestörte Harnröhre: Urethrogramm und pathophysiologische Aspekte. Urologe A 15, 1–12 (1976)
Meinecke, F.-W.: Einmalkatheter-Sets zum sterilen Katheterisieren. In: Allert, M. L., Dollfus, P. (Hrsg.): Neurogene Blasenstörungen, S. 81–84. Stuttgart: Thieme 1972
Paeslack, V.: Asepsis und Chemotherapie in der Behandlung der neurogenen Blase. In: Allert, M. L., Bressel, M., Sökeland, J.

(Hrsg.): Neurogene Blasenstörungen, S. 22–27. Stuttgart: Thieme 1969
PAESLACK, V.: Die nachsorgende Betreuung der Querschnittverletzten durch den niedergelassenen Arzt und durch die Familie. Schriftenreihe d. Unfallmed. Tagg. d. Landesverbände der gewerbl. BGen, H. *11*, 166–175 (1970)
PAESLACK, V.: Harnableitung mittels Ileum-Blase beim paraplegischen Patienten. In: ALLERT, M. L., DOLLFUS, P. (Hrsg.): Neurogene Blasenstörungen, S. 104–107. Stuttgart: Thieme 1972
ROSSIER, A. B.: Probleme der neurogen gestörten Blase. aktuelle urologie *2*, 239–250 (1971)
ROSSIER, A. B., BORS, E.: Die Rolle der Blasen-Urethral- und Rektalanästhesie in der Behandlung der neurogenen Blase. In: ALLERT, M. L., BRESSEL, M., SÖKELAND, J. (Hrsg.): Neurogene Blasenstörungen, S. 11–18. Stuttgart: Thieme 1969
SÖKELAND, J.: Zur Behandlung neurogener Blasenentleerungsstörungen. Urologe B *13*, 163 (1973)
SCHEDLMAYER, W., SCHULZ, H.: Blasentraining bei Querschnittsgelähmten. Krankengymnastik *21*, 59–60 (1969)
STOEPHASIUS, E.: Urologische Probleme bei Rückenmarkverletzten. Schriftenreihe Unfallmed. Tagg. d. gew. BGen, H. *8*, 167–175 (1969)
TIMM, G. W., BRADLEY, W. E., SCOTT, F. B.: Entwicklung eines implantierbaren künstlichen Blasenverschlußmechanismus. Urologe A *15*, 176–179 (1976)

Sexualfunktion bei Querschnittgelähmten

MEINECKE, F.-W.: Soziale und psychologische Fragen bei Querschnittgelähmten. Zbl. Chir. *90*, 951–963 (1965)
SCHWEISHEIMER, W.: Das Sexualleben der Paraplegiker. Z. Krankengymnastik *28*, 120 (1976)
WAHLE, H., JOCHHEIM, K. A.: Untersuchungen über neurogene Störungen der Sexualfunktion bei 56 querschnittgelähmten Männern mit kompletten irreversiblen Schädigungen des Rückenmarkes oder der Cauda equina. Fortschr. Neurol. Psychiat. *38*, 192–201 (1970)

Chronische Schmerzen

AVENARIUS, H. J., GERSTENBRAND, F.: Phantomerlebnisse bei Rückenmarksverletzung. Wien. klin. Wschr. *79*, 450–453 (1967)
THODEN, U., KRAINICK, J.-U.: Ambulante Schmerzbehandlung durch transkutane Nervenstimulation. Dtsch. med. Wschr. *99*, 1692–1693 (1974)

Paraartikuläre Knochenneubildungen

BREITENFELDER, J.: Die Myositis ossificans als Symptom vegetativer Störungen bei Querschnittgelähmten. Orthop. Praxis *3/IX*, 119–121 (1973)
KÄUFER, C.: Über knöcherne Neubildungen bei Paraplegikern. Dtsch. med. Wschr. *90*, 1674–1676 (1965)
NECHWATAL, E.: Die Vermeidung heterotoper Ossifikationen – ein zentrales Problem bei der Frühbehandlung von Querschnittgelähmten. Z. Orthop. *110*, 590–596 (1972)
NECHWATAL, E.: Über die Szintigraphie der paraossären Arthropathie (POA) am Hüftgelenk. Z. Orthop. *112*, 466–476 (1974)
TERBIZAN, A.: Zeitpunkt und Indikation zur operativen Korrektur heterogener artikulärer Versteifung beim Paraplegiker. Arch. orthop. Unfall-Chir. *75*, 106–112 (1973)
VOGEL, Th., VLIEGEN, J., KELZ, Th.: Zur Pathogenese der Myositis ossificans bei neurologischen Syndromen. Nervenarzt *43*, 360–366 (1972)

Osteoporose und pathologische Frakturen

PAUL, D., ECKARDT, B.: Behandlung von Knochenbrüchen an gelähmten oder teilgelähmten unteren Extremitäten. Zbl. Chir. *102*, 83–90 (1977)
PROBST, J.: Behandlung, Rehabilitation und Nachbetreuung Rückenmarkverletzter. Schriftenreihe Unfallmed. Tagg. d. Landesverbände d. gewerbl. BGen, H. *15*, Hauptverband d. gewerbl. BGen, Bonn 1972
PROBST, J.: Klinische Rehabilitation Rückenmarkverletzter. Ther. Gegenw. *112*, 776–792, 946–955 (1973)
REMUS, W., PLAUE, R., PARSCH, K.: Orthopädische Operationen bei erwachsenen Querschnittsgelähmten. Ach. orthop. Unfall-Chir. *79*, 119–134 (1974)

Ziele der Rehabilitation

Arbeitsausschuß „Querschnittlähmungen": Empfehlungen für den behandelnden Arzt zur ambulanten Betreuung von Querschnittlähmungen. Rehabilitation *15*, 60–62 (1976)
FINKBEINER, G. F., GERNER, H. J.: Orthesen in der Rehabilitation Gelähmter. Rehabilitation *14*, 242–251 (1975)

GERNER, H. J.: Erste Erfahrungen mit der neuen Ortazur-Orthese bei der Behandlung Querschnittgelähmter. Orthop. Technik 27, 225–227 (1976)

GUCKES, E. M.: Gesichtspunkte der Rollstuhlversorgung, insbesondere bei Querschnittslähmungen. Krankengymnastik 11, 350–354 (1972)

HEYMANS, G., JOCHHEIM, K.-A.: Rehabilitationsmaßnahmen nach hohen Querschnittlähmungen. Unfallheilkunde 79, 29–35 (1976)

PAESLACK, V.: Die Rehabilitation der querschnittgelähmten Frau. Med.-historische Schriftenreihe Boehringer, Mannheim 1968, 61–70

PIEPER, G., WOLF, W.: Hilfsmaßnahmen für Körperbehinderte am und auf dem Wege zum Arbeitsplatz. Die Orthopädische Versorgung. Rehabilitation 6, 89–98 (1967)

RICHTER, F.: Rehabilitationsberatung im Bereich der gesetzlichen Unfallversicherung. Bericht über die Arbeitstagg. d. Dtsch. Vereinigg. f. d. Rehab. Behind. e.V., Heidelberg 1977

RIESSER, H., ZIMMERMANN, W.: Erfahrungen mit körperbehinderten Schülern höherer Lehranstalten. Rehabilitation 9, 191–203 (1970)

RUCKELSHAUSEN, E.-M.: Gesichtspunkte der Rollstuhlversorgung. Beschäftigungstherapie 15, 12–17 (1976)

RUDEL, E. M.: Wiedereingliederung querschnittgelähmter Hausfrauen in ihren Arbeitsbereich. Jahrb. d. Dtsch. Vereinigg. f. d. Rehab. Behind. e.V. 1967/68, 168–170

SELL, G. H., RAGNARSSON, K. T.: Klinische Erfahrungen mit einer pneumatischen Orthese. Med. Orthop. Technik 4, 114–117 (1977)

SIMON, P.: Der Rollstuhl. Dtsch. Ärztebl. 66, 2829–2833 (1969)

SIMON, P.: Systematik der Rollstuhlverordnung. Med. Orthop. Technik 96, 25–28 (1976)

STOCK, D.: Ärztliche und technische Aspekte bei der Versorgung traumatisch bedingter Lähmungsfolgen an der unteren Extremität. Orthop. Technik 2, 21–23 (1977)

STROHKENDL, H.: Werden die kompensatorischen Möglichkeiten des Rollstuhls in der Rehabilitation von Paraplegikern hinreichend genutzt? Krankengymnastik 25, 309–313 (1973)

TERBIZAN, A.: Greifformen gelähmter Hände. Zbl. Chir. 101, 1165–1171 (1976)

WÖHRER, A.: Schwerpunkte bei der Rehabilitation von Querschnittgelähmten. Krankengymnastik 28, 153–156 (1976)

ZRUBECKY, G.: Mitteilung über die tertiären Greifformen der Tetraplegiker. Arch. orthop. Unfall-Chir. 70, 122–135 (1971)

ZRUBECKY, G., STÖGER, M.: Die chirurgisch-orthopädische Behandlung von Halsmarkgeschädigten. Mschr. Unfallheilk. 75, 541–554 (1972)

Sterblichkeit

HUBER, T.: Rehabilitationsbemühungen um Querschnittgelähmte der Bundeswehr. Wehrmedizin u. Wehrpharmazie. Wehr und Wissen Verlagsgesellschaft, Darmstadt 1970, 167–192

PAESLACK, V., MEINECKE, F. W., WAHLE, H.: Rehabilitation von Patienten mit Rückenmarkschäden. In: SCHOLZ, J. F. (Hrsg.): Heidelberger Rehabilitationskongreß. Kongreßbericht, S. 642–659. Stuttgart: Gentner 1968

PROBST, J.: Lebenserwartung klinisch rehabilitierter Tetraplegiker. Jahrbuch der Dtsch. Vereinigg. für die Rehab. Behinderter e.V. 1967/68, 158–159

PROBST, J.: Klinische Rehabilitation Rückenmarkverletzter. Ther. Gegenw. 112, 776–792 und 946–955 (1973)

ROSSIER, A. B., HEITZ, PH.: Die Lebenserwartung der Paraplegiker. Jahrbuch der Dtsch. Vereinigg. für die Rehab. Behinderter e.V. 1967/1968, 163–165

Soziale Gesichtspunkte der Rehabilitation

ARENS, W.: Ferien- und Freizeitgestaltung für Querschnittsgelähmte. Jahrbuch der Dtsch. Vereinigg. für die Rehab. Behinderter e.V. 1967/1968, 133–134

BENNEDIK, K.: Der Schwerkörperbehinderte in seiner geographischen und klimatischen Umgebung. Rehabilitation 7, 80–82 (1968)

BERNING, J.: Rehabilitation durch vielgestaltige berufliche Hilfen und Anpassung an fortschrittliche Arbeitsverfahren. Rehabilitation 5, 158–174 (1966)

BLOHMKE, F.: Wohnungen, Heime und öffentliche Einrichtungen für Körperbehinderte. Jahrb. d. Deut. Vereinigg. f. d. Rehab. Behinderter e.V. 1965/66, 144–122

BOLL, W., SÄNGER, W.: Ein neuer Weg zur Wiedereingliederung Behinderter. Rehabilitation 4, 12–21 (1965)

DIN-Normenausschuß Bauwesen: Bauliche Maßnahmen für Behinderte und alte Menschen im öffentlichen Bereich. DIN 18024 Bl. 1 + 2, 1974 und 1976, DIN 18 025 Bl. 1, 1972

EXNER, G.: Behinderte im Hochschulstudium. Bericht über den 25. Kongreß d. Dtsch. Vereinigg. f. d. Rehab. Behinderter e.V., S. 138–144. Heidelberg 1974

Hauptverband der gewerblichen Berufsgenossenschaften: Zur Neuordnung der Behandlungszentren für Querschnittgelähmte in der Bundesrepublik Deutschland mit Planungsrichtwerten für Neubauten. Schriftenreihe des Hauptverbandes der gewerbl. BGen e.V. 1978

JOCHHEIM, K. A., WAHLE, H.: Dauerergebnisse der beruflichen Wiedereingliederung bei Querschnittsgelähmten im Verlauf von 4 Beobachtungsjahren. Rehabilitation 6, 3 – 12 (1967)

KOCH, I., PRESBER, W.: Medizinische, soziale und berufliche Probleme der Rehabilitation von Querschnittslähmungen. Beitr. Orthop. 17, 334 – 340 (1970)

MEINE, E.: Spezielle Fürsorge für Querschnittsgelähmte an ihrem Wohnort. Berufsgenossenschaft Februar 1970, 63 – 64

MEINECKE, F.-W.: Soziale und psychologische Fragen bei Querschnittsgelähmten. Zbl. Chir. 90, 951 – 963 (1965)

MEINECKE, F.-W.: Die berufliche Wiedereingliederung Querschnittsgelähmter aus ärztlicher Sicht. Int. Kongr. f. Arbeitsmedizin Wien 1966, 1 – 5

MEINECKE, F.-W.: Die Bedeutung des Sportes für die Rehabilitation Querschnittsgelähmter. Rehabilitation 6, 70 – 73 (1967)

MEINECKE, F.-W.: Nachgehende Betreuung entlassener Querschnittsgelähmter. Ther. Gegenw. 107, 868 – 878 (1968)

MEINECKE, F.-W.: Behandlungsmöglichkeiten für Querschnittsgelähmte in der Bundesrepublik Deutschland. Dtsch. Ärztebl. 67, 413 u. 506 (1970)

MEINECKE, F.-W.: Der Rückenmarksverletzte im Alter. Z. Gerontol. 4, 231 – 242 (1972)

MEINECKE, F.-W.: Fortschritte in Therapie und Rehabilitation bei Querschnittgelähmten. Lebensversicherungsmedizin 26, 44 – 48 (1974)

PAESLACK, V.: Einrichtung und Umfang pflegerischer Hilfe in Wohnheimen für Halsmarkgeschädigte. Jahrb. d. Dtsch. Vereinigg. f. die Rehab. Behinderter e.V. 1967/68, 155 – 158

PAESLACK, V: Therapie und Rehabilitation Querschnittgelähmter. In: TROSTDORF, E., STENDER, H. St. (Hrsg.): Wirbelsäule und Nervensystem, S. 172 – 177. Stuttgart: Thieme 1970

PAESLACK, V.: Die integrierte Rehabilitation des Rückenmarkverletzten. H. Unfallheilk. 117, 190 – 193 (1974)

PAESLACK, V.: Zur Frage der beruflichen Eignung und Einsatzfähigkeit des Tetraplegikers. Orthop. Praxis XI/1, 12 – 14 (1975)

PAMPUS, I.: Zur psychologischen Situation des Querschnittgelähmten. Fortschr. Neurol. Psychiat. 34, 305 – 330 (1966)

PETERS, J.: Zeitliche Belastungsgrenzen bei berufstätigen Querschnittgelähmten. Jahrb. d. Dtsch. Vereinigg. f. d. Rehab. Behinderter e. V. 1967/68, 166 – 169

PRÖMMEL, A.: Wohnungen für Schwerbehinderte und bauliche Maßnahmen für Behinderte im öffentlichen Bereich. Bericht über den 25. Kongreß d. Dtsch. Vereinigg. f. d. Rehab. Behinderter e.V., S. 274 – 277, Heidelberg 1974

REHN, J., MEINECKE, F.-W.: Die Nachbehandlung von Wirbelverletzten, ihre berufliche Wiedereingliederung und ihre gutachterliche Bewertung. Landarzt 44, 1697 – 1703 (1968)

TSCHOCHNER, G., LEUFTINK, D.: Finanzielle Fragen des Führerscheinerwerbs und der Kraftfahrzeugversorgung von Tetraplegikern. Med. Orthop. Technik 92, 102 – 104 (1977)

WAHLE, H., PAMPUS, I.: Ergebnisse einer Nachuntersuchung aus dem Jahre 1961 bei 50 Rückenmarkgeschädigten mit kompletten irreversiblen Querschnittlähmungen. Rehabilitation 4, 121 – 131 (1965)

WEISS, W.: Sport mit Querschnittgelähmten. Rehabilitation (Stuttg.) 10, 84 – 92 (1971)

Bücher und Buchbeiträge

ALLERT, M. L., DOLLFUS, P.: Neurogene Blasenstörungen. Stuttgart: Thieme 1972

ALLERT, M. L., BRESSEL, M., SÖKELAND, J.: Neurogene Blasenstörungen. Stuttgart: Thieme 1969

BISCHOF, W.: Zur Entstehung des neurogen ausgelösten akuten Lungenödems und der akuten Magen-Darm-Blutungen. H. Unfallheilk. 82, (1965)

BÖHLER, L.: Die Technik der Knochenbruchbehandlung, 12. u. 13. Neuauflage. Wien-Düsseldorf: Maudrich 1953

BÖHLER, L.: Die Technik der Knochenbruchbehandlung. Ergänzungsband. Wien-Düsseldorf: Maudrich 1963

GUTTMANN, L.: Prinzipien und Methoden in der Behandlung und Rehabilitation von Rückenmarkverletzten. In: KESSEL, F. K., GUTTMANN, L., MAURER, G. (Hrsg.): Neuro-Traumatologie, Bd. II, S. 76 – 163. München-Berlin-Wien: Urban-Schwarzenberg 1971

HARDY, A. G., ROSSIER, A. B.: Tetra- und Paraplegie. In: NIGST, H. (Hrsg.): Spezielle Frakturen- und Luxationslehre, Bd. I/2: Wirbelsäule, Tetra- und Paraplegie, Becken, S. 65 – 140. Stuttgart: Thieme 1972

JONASCH, E.: Brüche der Wirbelsäule. In: NIGST, H. (Hrsg.): Spezielle Frakturen- und Luxationslehre, Bd. I/2: Wirbelsäule, Tetra- und Paraplegie, Becken, S. 1 – 63. Stuttgart: Thieme 1972

JUNGHANNS, H.: Wirbelsäule. In: BÜRKLE DE LA CAMP, H., SCHWAIGER, M. (Hrsg.): Handbuch der gesamten Unfallheilkunde, Bd. II, S. 668 – 715. Stuttgart: Enke 1966

KAHLE, W., LEONHARDT, H., PLATZER, W.: Taschenatlas der Anatomie. Bd. 3: Nervensystem und Sinnesorgane. Stuttgart: Thieme 1976

KOCH, I.: Die medizinische Rehabilitation der Querschnittgelähmten, Berlin: VEB-Verlag Volk u. Gesundheit 1972

Kommission der Europäischen Gemeinschaften: Symposium Paraosteoarthropathien (POA): Schriftenreihe Traumatologie und Wiederertüchtigung Nr. 3 EGKS, Luxemburg 1972

KULDSCHUN, H., ROSSMANN, E.: Planen und Bauen für Behinderte. Stuttgart: Deutsche Verlagsanstalt 1974

LOB, A.: Die Wirbelsäulenverletzungen und ihre Ausheilung, 2. Auflage. Pathologische Anatomie, Klinik, Röntgendiagnostik, Begutachtungs- und Zusammenhangsfragen. Stuttgart: Thieme 1954

MEINECKE, F.-W.: Querschnittslähmungen im Kindesalter nach Unfällen. Z. Kinderchir. Suppl. Bd. *II*, 633–654 (1972)

MEINECKE, F.-W.: Die Verletzungen der Wirbelsäule mit Markschäden. In: ZENKER, R., DEUCHER, F., SCHINK, W. (Hrsg.): Chirurgie der Gegenwart, Bd. 4: Unfallchirurgie, S. 1–51. München-Berlin-Wien: Urban-Schwarzenberg 1974

PAESLACK, V.: Internistische Störungen beim Paraplegiker. Stuttgart: Thieme 1965

PAESLACK, V.: Querschnittlähmung-Behandlung, Pflege und Rehabilitation. Stuttgart-Köln-Berlin-Mainz: Kohlhammer 1968

PAESLACK, V.: Therapie und Rehabilitation Querschnittgelähmter. In: TROSTDORF, E., STENDER, H. ST. (Hrsg.): Wirbelsäule und Nervensystem, S. 172–177. Stuttgart: Thieme 1970

PLATZER, W.: Bewegungsapparat. In: KAHLE, W., LEONHARDT, H., PLATZER, W.: Taschenatlas der Anatomie, Bd. 1. Stuttgart: Thieme 1975

RATHKE, F. W., SCHLEGEL, K. F.: Wirbelsäule und Becken. In: HACKENBROCH, M., WITT, A. (Hrsg.): Orthopädisch-chirurgischer Operationsatlas. Stuttgart: Thieme 1974

ROLF, G.: KAEPPEL, G.: Das Schlingengerät in der Praxis der Krankengymnastik. Therapie und Rehabilitation. Stuttgart-Berlin-Köln-Mainz: Kohlhammer 1971

ROLF, G., WITT, H.: Der klinische Sport in der Rehabilitation Querschnittgelähmter. Stuttgart-Berlin-Köln-Mainz: Kohlhammer 1972

ROLF, G., BRESSEL, G., HOLLAND, B., RODATZ, U.: Physiotherapie bei querschnittgelähmten Patienten. Therapie und Rehabilitation. Stuttgart-Berlin-Köln-Mainz: Kohlhammer 1973

ROSSIER, A. B.: Über die Rehabilitation der Paraplegiker. Doc. Geigy Acta klin. Nr. 3, Basel 1964

SEIBERTH, P., WINTERSTEIN, H.: Rehabilitation von Querschnittsgelähmten in Bayern. In: GOETZ, E., REICHEL, E. J. (Hrsg.): Arbeit und Gesundheit H. 87. Stuttgart: Thieme 1973

SCHMIDBERGER, F.: Grundzüge der Physiologie und Pathophysiologie des Rückenmarkes und der Cauda equina. In: KESSEL, F. K., GUTTMANN, L., MAURER, G. (Hrsg.): Neuro-Traumatologie, Bd. II, S. 21–38. München-Berlin-Wien: Urban-Schwarzenberg 1971

SCHMORL, G., JUNGHANNS, H.: Die gesunde und die kranke Wirbelsäule in Röntgenbild und Klinik. 5. Auflage. Stuttgart: Thieme 1968

STEMSHORN, A.: Bauen für Behinderte und Betagte. Stuttgart: Verlagsanstalt Alexander Koch 1974

WAHLE, H.: Behandlung und Rehabilitation bei Patienten mit Querschnittlähmungen In: H. E. BOCK, W. GEROK, F. HARTMANN (Hrsg.): Klinik der Gegenwart, Bd. I, S. 161–182. Urban-Schwarzenberg. München-Wien-Baltimore 1977

WINTER, B.: Psychosomatische Symptome bei Wirbelsäulenverletzung mit Querschnittlähmung. Das Druckgeschwür als Beispiel. In: JUNGHANNS, H. (Hrsg.): Die Wirbelsäule in Forschung und Praxis, Bd. 73. Stuttgart: Hippokrates 1977

Rehabilitation und Prävention

Band 1: S. Klein-Vogelbach
Funktionelle Bewegungslehre
2., korrigierte Auflage 1977. 147 Abbildungen, 1 Ausklapptafel. XV, 172 Seiten
DM 32,–; US $ 16.00
ISBN 3-540-08303-0

Band 2: **Rehabilitation. Praxis und Forschung**
Von W. Augsburger, W. Herrmann, F. Knapp, H.-J. Küppers, H.P. Tews, E. Wiedemann. Mit einem Geleitwort von W. Boll
1977. 23 Abbildungen. XI, 100 Seiten
DM 28,–; US $ 14.00
ISBN 3-540-08311-1

Band 3: H.J. Fichtner
Berufliche Rehabilitation bei Erkrankungen des Haltungs- und Bewegungsapparates
1977. 5 Abbildungen, 64 Tabellen.
VIII, 65 Seiten
DM 28,–; US $ 14.00
ISBN 3-540-08233-6

Band 4: S. Klein-Vogelbach
Therapeutische Übungen zur funktionellen Bewegungslehre
Analysen und Rezepte. Mit einem Geleitwort von W.M. Zinn
1978. 172 Abbildungen, 1 Ausklapptafel.
XV, 192 Seiten
DM 36,–; US $ 18.00
ISBN 3-540-08422-3

Band 5: H. Strohkendl
Funktionelle Klassifizierung für den Rollstuhlsport
Mit einem Geleitwort von K.-A. Jochheim, H. Rieder
1978. 42 Abbildungen, 28 Tabellen.
XIII, 103 Seiten
DM 38,–; US $ 19.00
ISBN 3-540-08793-1

Band 6
A.J. Ayres
Lernstörungen – sensorisch-integrative Dysfunktionen
Übersetzt aus dem Englischen von C. Rasokat
1979. 12 Abbildungen. Etwa 220 Seiten
DM 48,–; US $ 24.00
ISBN 3-540-09006-1

Mengenpreis: Ab 20 Exemplare 20 % Nachlaß

Preisänderungen vorbehalten

Stiftung Rehabilitation Heidelberg

**Springer-Verlag
Berlin
Heidelberg
New York**

M. LIST

Krankengymnastische Behandlungen in der Traumatologie

Mit einem Geleitwort von S. Weller

1979. 83 Abbildungen. Etwa 160 Seiten
DM 35,–; US $ 17.50
Mengenpreis: Ab 20 Ex. 20% Nachlaß pro Exemplar
ISBN 3-540-08802-4

Die krankengymnastische Behandlung stellt eine wesentliche Förderung rehabilitiver Maßnahmen im Therapiekonzept posttraumatischer Schäden dar. Die bisher vorhandene Literatur behandelt dieses wichtige Fachgebiet nur lückenhaft. Es mußte daher eine umso notwendigere Aufgabe sein, für Ausbildung und Praxis mit einer geschlossenen Abhandlung den Erfordernissen im Umfeld einer modernen Unfallchirurgie nachzukommen. Die Monographie vermittelt krankengymnastische Behandlungsrichtlinien aufgrund langjähriger Erfahrungswerte. Sie gibt Grundlagen für den krankengymnastischen Unterricht ebenso klar wieder wie wesentliche Orientierungshilfen für Traumatologen und Orthopäden.

Inhaltsübersicht: Allgemeine Richtlinien krankengymnastischer Behandlung in der Unfallchirurgie. – Grundzüge der prä- und postoperativen krankengymnastischen Behandlung. – Krankengymnastische Behandlung beim Sudeck'schen Syndrom; von Sehnen-, Band- und Muskelverletzungen; nach Wirbelfrakturen; nach Frakturen und Luxationen im Bereich des Schultergelenkes; nach Oberarmschaftfrakturen; der ellenbogennahen Frakturen und der Ellenbogenluxation; nach Unterarmfraktur und distaler Radiusfraktur; in der Handchirurgie; der Beckenfrakturen; nach Frakturen und Luxationen im Bereich des Hüftgelenkes; nach Frakturen und Luxationen des Femur; der Oberschenkelfraktur; nach Frakturen und Verletzungen im Bereich des Kniegelenkes; nach Unterschenkelfrakturen; von Frakturen und Luxationen im Bereich des Sprunggelenkes; nach Frakturen im Bereich des Fußes; nach Amputationen an der unteren Extremität. – Sachverzeichnis.

Preisänderungen vorbehalten

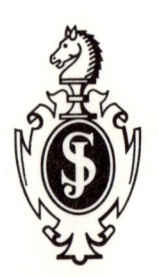

Springer-Verlag
Berlin
Heidelberg
New York